PERFECT MASTER

歯科国試
パーフェクトマスター

口腔外科学 I

篠塚啓二・外木守雄　著

第2版

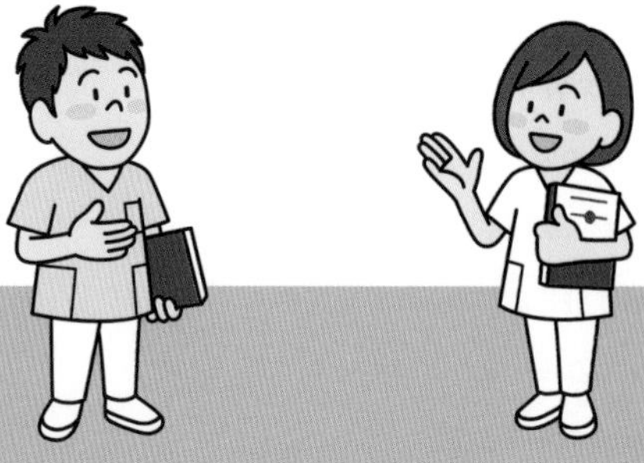

医歯薬出版株式会社

執筆者一覧

日本大学歯学部口腔外科学第Ⅰ講座

篠塚啓二

外木守雄

謝辞

本書の出版にあたり，写真を提供してくださった昭和大学名誉教授 髙橋浩二先生，医療法人社団守徳会とのぎ小児歯科 外木徳子先生のご厚意に心より感謝申し上げます．また，執筆ならびに校正に多大なるご協力とご助言をいただいた本学部歯科放射線学講座 松本邦史准教授，本学部口腔外科学第Ⅱ講座の白土博司助教，当講座の吉野斗菜先生，山縣加夏子先生をはじめ，皆様に深く感謝いたします．

本書中のマークの見方

Check Point	：各章の最も大切な項目
よくでる	：歯科医師国家試験に頻出の内容
CHECK!	：必ず押さえておきたい重要ポイント
（点線枠）	：大切なキーワード，キーポイント
（点線枠）	：理解を助ける補足
コラム	：著者からのアドバイス

はじめに

口腔外科学は，口腔顎顔面部に発生する疾患の診断と治療を担任する学問です．また，口腔外科学は“咬合の外科学”でもあり，咬合の異常を外科的手法をもって治す学問でもあるといえます．このことから，基礎から臨床，隣接医学まで幅広い知識の習得が必要となっています．

近年，わが国は超高齢社会を迎え，歯科治療は口腔内の局所治療だけにとどまらず，全身状態とより密接に関連するようになってきました．治療の成功のためには，全身疾患の知識，すなわち，医学的素養をもつことが重要となっています．つまり，歯科医師にとって，口腔外科的な知識をもつことは日常の歯科診療を安全に行ううえでのいわゆる“転ばぬ先の杖”になると考えます．

昨今の歯科医師国家試験での口腔外科領域の問題は，幅広く，かつ，深く，なかには，口腔外科認定医レベルであろうと考えられる問題も出題されるようになっています．そこで，本書もまた，令和5年版歯科医師国家試験出題基準に対応すべく，国家試験に向けて必ず押さえておきたい重要項目はもとより，最新のトピックまで網羅するため複数巻にまとめることになりました．内容は，日本口腔外科学会編『イラストでみる口腔外科手術』第1～4巻および各社の口腔外科学の教科書などを参考としています．また，症例写真には，過去に国家試験で出題された写真を多く使用し，これに加え，オリジナル写真，簡潔なイラスト，表などを用いて知識を整理し，記憶しやすいようにまとめてあります．“百聞は一見にしかず”のことわざ通り，視覚素材の質の向上にも重点を置いてまとめました．

本書は，国家試験の勉強のためだけでなく，その後の口腔外科認定医，口腔外科専門医を目指すための基礎的事項の整理にも役立つものと考えます．

皆様にご活用いただければ幸いです．

2022年6月

外木守雄

歯科国試パーフェクトマスター

口腔外科学 Ⅰ　目次

パーフェクトマスター口腔外科学 Ⅱ　予定目次

- 腫瘍および腫瘍類似疾患
- 唾液腺疾患
- 炎症
- 口腔粘膜疾患
- 感染症
- 血液疾患
- 手術総論，一般検査

Chapter 1

先天異常および発育異常

Check Point

- 顔面の正常発生と口唇裂・口蓋裂との関連を説明できる.
- 口唇裂・口蓋裂の臨床症状，治療法などを説明できる.

※『歯科国試パーフェクトマスター口腔組織・発生学』Chapter 15も参照すること.

I．顔面・口腔の発生と先天異常

・口唇は胎生期第4～7週に形成される
・口蓋は胎生期第7～12週に形成される
} 口唇裂・口蓋裂はこの経過中にさまざまな要因で起こる

裂奇形の発生部位と要因

種類	癒合不全部位
横顔裂	上顎突起と下顎突起
斜顔裂	内外側鼻突起と上顎突起
片側上唇裂	上顎突起と内側鼻突起
正中上唇裂	左右の内側鼻突起
下唇裂	左右の下顎突起
口蓋裂	口蓋突起（上顎突起の一部）
軟口蓋裂	左右の上顎突起
顎裂	内側鼻突起（球状突起）と上顎突起

顔面の正常解剖

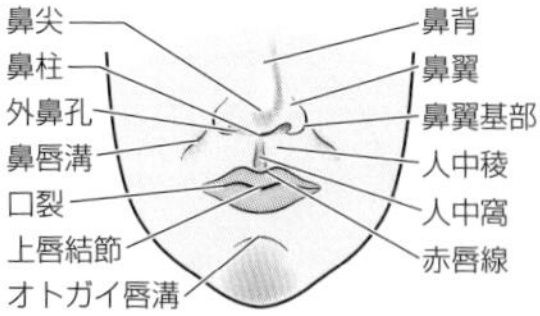

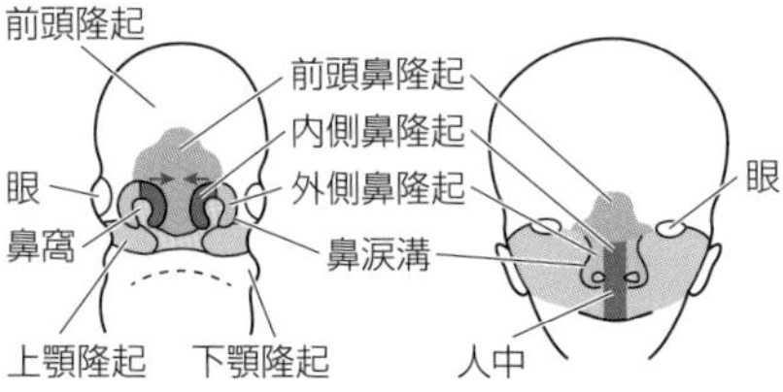

顔面の発達

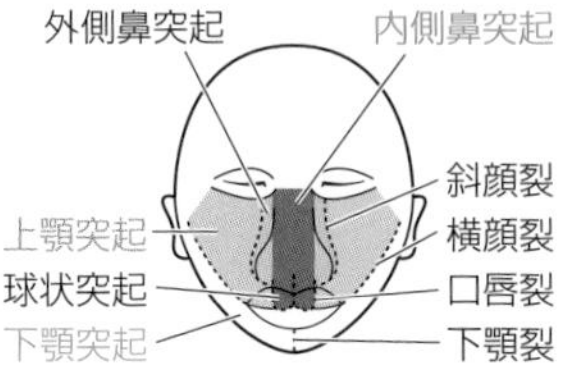

顔面裂奇形

Ⅱ．口唇裂・口蓋裂総論

A 分類

口唇裂・口蓋裂（cleft lip and palate）は，口唇裂（単独），口蓋裂（硬軟口蓋部），唇顎裂（口唇と顎堤）および唇顎口蓋裂に大別される．

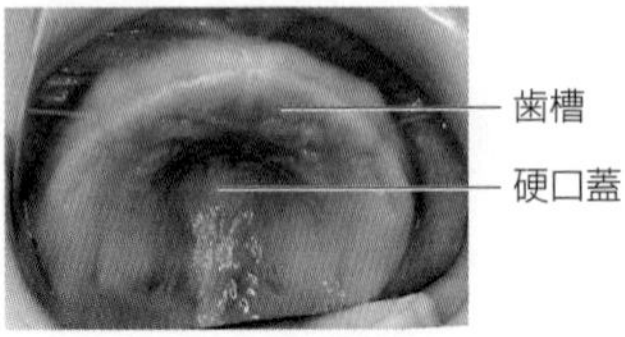

口蓋，上顎歯槽部の正常像

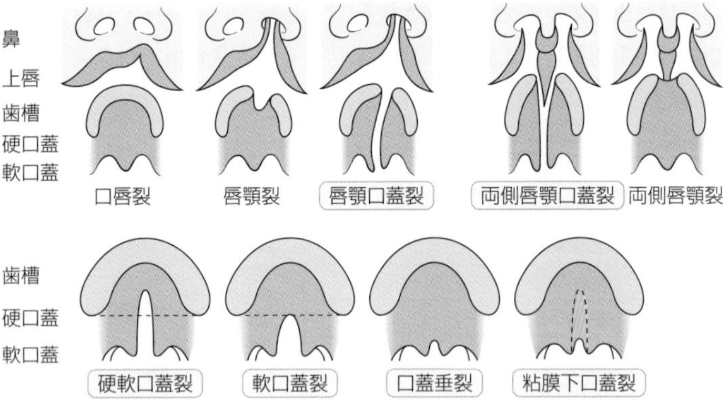

□ 開鼻声が生じやすい
└→口蓋裂を伴うものに生じる→鼻咽腔閉鎖不全と口腔鼻腔瘻と関連

B 特徴

- 口唇裂の発生頻度は400〜600人に1人．右側＜左側．
- 口唇裂：唇顎口蓋裂：口蓋裂＝1：2：1
  （両側＜片側）
- 口唇裂と唇顎口蓋裂は**男性**に多く，口蓋裂は**女性**に多い．
- 遺伝と環境（薬剤，アルコールなどの化学物質，風疹，高齢妊娠など）が要因➡多因子閾説
- 唇顎口蓋裂では，**上顎劣成長**により相対的な反対咬合をきたす．
- **矮小歯・歯の捻転**がみられる．
- **過剰歯**や**先天欠如歯**の発生頻度が高い．
- 手指（多指症），心臓（心房中隔欠損，Fallot四徴症などの先天性疾患），耳（中耳炎）の合併症が多い．

①心室中隔欠損
②肺動脈狭窄（右室流出路狭窄）
③大動脈騎乗，④右室肥大

片側性唇顎口蓋裂	・人中，鼻尖の健側偏位 ・上唇小帯，前鼻棘，鼻中隔の健側偏位 ・外鼻が非対称 ・患側外鼻孔の扁平化 ・口輪筋の断裂 ・顎裂部で歯槽突起の連続性が消失
両側性唇顎口蓋裂	・中間唇が丸い ・中間唇と切歯骨の前方突出 ・鼻柱が短い ・両側外鼻孔の扁平化 ・鼻尖の扁平化（低形成） ・上唇結節の欠如 ・口輪筋の断裂 ・顎裂部で歯槽突起の連続性が消失

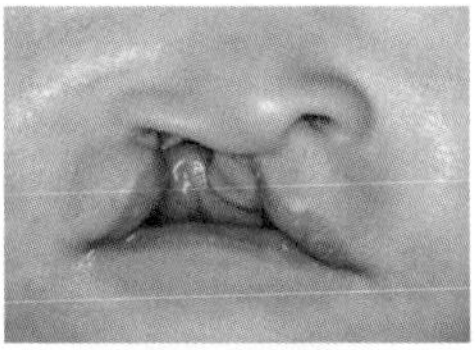
（第109回歯科医師国家試験）

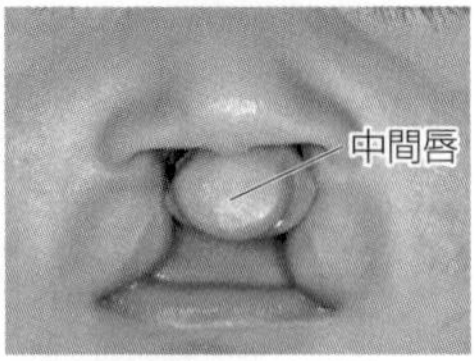

（第113回歯科医師国家試験）

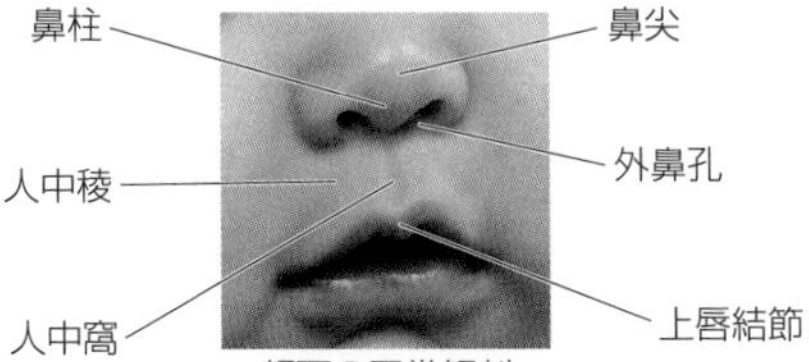

顔面の正常解剖

C 主な機能障害

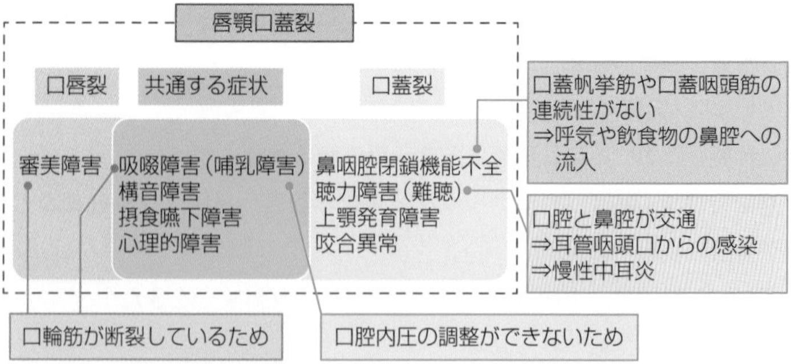

コラム：粘膜下口蓋裂　よくでる

口蓋粘膜に裂がなく，一見，口蓋裂を呈していないにもかかわらず，先天的に口蓋帆挙筋や口蓋帆張筋が筋肉輪を形成していない状態．鼻咽腔閉鎖機能不全によりミルクの鼻漏れや開鼻声がみられる．

【診断】

Calnanの３徴候（粘膜下口蓋裂の３徴候）

①軟口蓋正中部が菲薄　➡　/a/ 発音時に八の字状陥凹がみられる．

②口蓋垂裂

③硬口蓋後縁部のＶ字状欠損，後鼻棘の消失

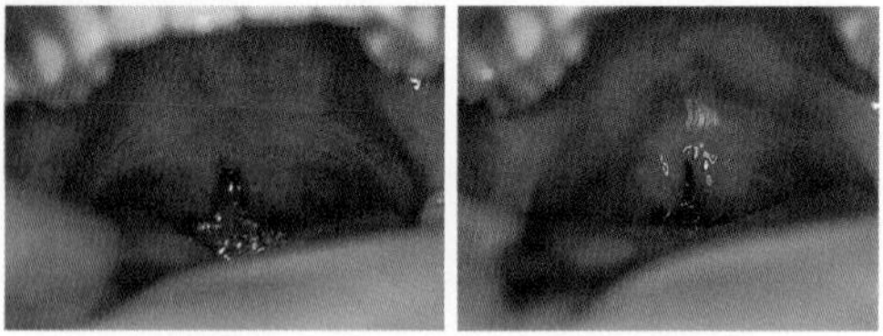

安静時　　/a/ 発音時

Ⅲ．口唇裂・口蓋裂の治療

A 治療の手順

成長に応じた治療を行う．

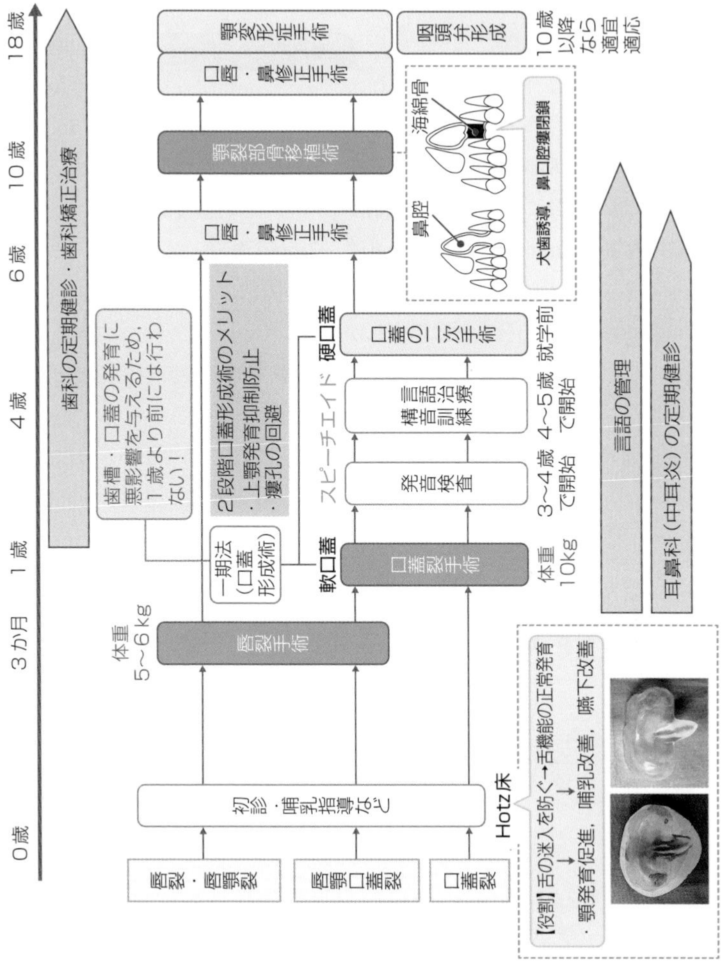

B 治療法

1) 口唇形成術

(1) 目的

・審美性の改善➡破裂部の閉鎖，キューピッド弓（Cupid's bow）の形態回復

・口輪筋の再構成➡哺乳・摂食機能の改善

(2) 手術時期

生後3〜6か月，体重5〜6kg以上　全身麻酔での手術が安全にできる時期

(3) 手術法

白唇部に弁を形成して，鼻腔底形成，外鼻形成，赤唇形成を施す．

(4) 片側性口唇裂に対する口唇形成術

①三角弁法：Tennison法，Randall法，Cronin法

白唇の赤唇に近い部分に三角弁を挿入する方法．

・Tennison法：白唇赤唇縁のずれが生じにくい．
三角弁が大きく，上口唇中央部に瘢痕が生じるとともに外側唇が過長になりやすい．

・Randall法：口唇高径の左右対称性に重点をおき，三角弁を小さめに設定．

・Cronin法：三角弁を赤唇縁より1mm上にとり，赤唇縁の連続性を高めた．

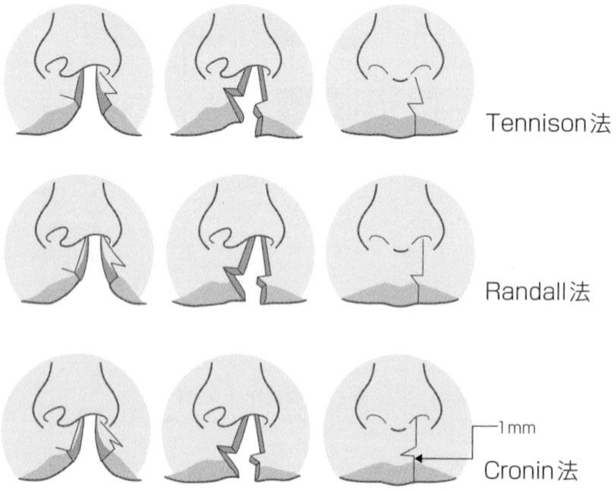

（最新口腔外科学　第5版．より）

②回転伸展法：Millard法

鼻中基部を横断してCupid's bowに達する．Cupid's bowの形がきれいにでき，人中が作成しやすい．

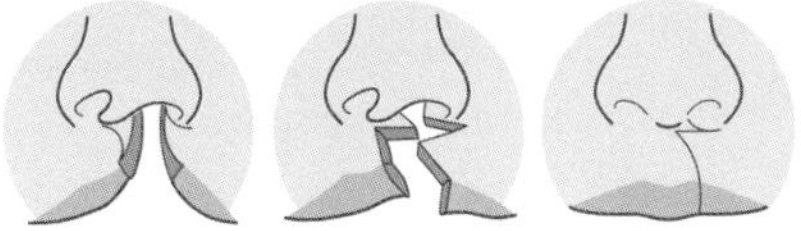
Millard法

（最新口腔外科学　第5版．より）

③Fisher法

従来法より一層口唇の解剖形態を重視した手術法.

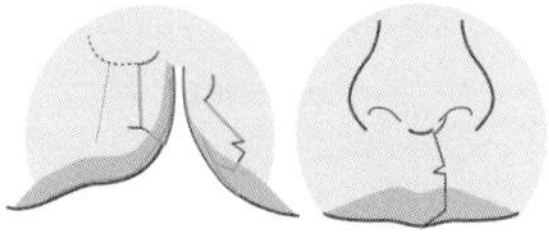
Fisher法

（最新口腔外科学　第5版．より）

④四角弁法（Le Mesurier法，Hagedorn法，Wang法）

患側口唇に四角弁を作成し，健側口唇に挿入する方法．組織の切除量が多い.

(5) 両側性口唇裂に対する手術法

Mulliken法，DeHaan法，Manchester法などがある．

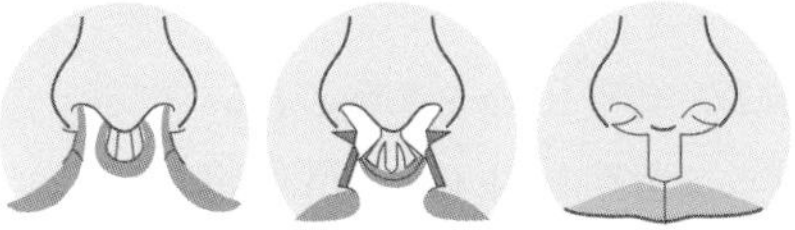
Mulliken法

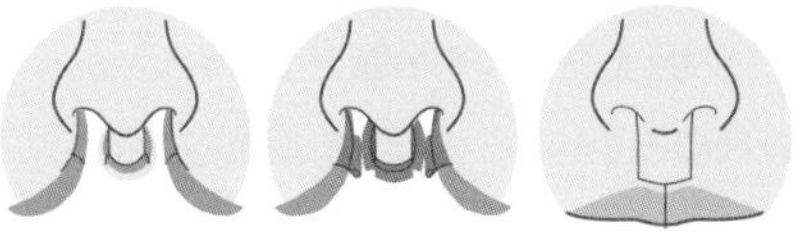
DeHaan法

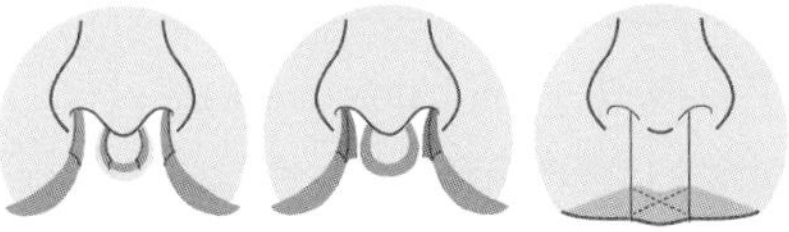
Manchester法

（最新口腔外科学　第5版．より）

CHECK!
口唇形成術のポイント

① 口唇の吊り上りを是正した良好なCupid' s bow形態の形成
② 段差のない赤唇縁と良好な赤唇形態の獲得
③ 披裂内外側口輪筋の生理的結合（**口輪筋の機能再建**）
④ 口腔前庭の保全
⑤ 鼻翼基部の後方偏位の修正
⑥ 鼻柱および鼻中隔前縁部の健側偏位の修正
⑦ 鼻翼の扁平化の修正
⑧ 瘢痕の少ない創

コラム：
Cupid's bowとは

上唇の輪郭は2つの山を描く形になっている．キューピッド（Cupid）が持つ弓（bow）に形が似ているため，このような名がついた．

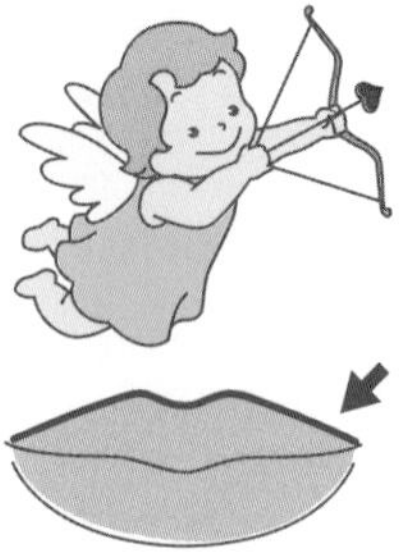

2) 口蓋形成術

(1) 口蓋形成術の目的

・裂の閉鎖
・口蓋帆挙筋の再構築
・鼻咽腔の狭小化➡**鼻咽腔閉鎖機能の改善**➡構音および咀嚼障害発生の予防

(2) 手術時期

・通常は1歳～1歳6か月時に施行．体重10kgを基準とする．

＊**口蓋形成術時**に鼓膜換気チューブ留置術（中耳に滲出液が貯留しないようにする）

＊口蓋部を早期に閉鎖すると，上顎の成長発育に悪影響を及ぼすことがある．
➡軟口蓋部を先に閉じ，硬口蓋部のみ5歳以後に行う**二期法**も選択される．

(3) 手術法

a) 一期法：顎裂・硬口蓋閉鎖と軟口蓋形成術を同時に行う．
Push-back法（Wardill法），Furlow法，von Langenbeck法．

b) 二期法：軟口蓋と硬口蓋の閉鎖を口蓋の発育に合わせて2段階で行う．
Perko法．

① Push-back法

Wardillの口蓋後方移動術を基本とするが，口蓋粘膜を上顎骨・口蓋骨から剥離し，軟口蓋とともに後方へ移動させる方法．口蓋帆挙筋の方向の整復を行い，軟口蓋の口蓋側組織を硬口蓋の**粘膜骨膜弁**とともに後方へ移動させる．左右の口蓋帆挙筋は断端同士で縫合される．

CHECK! Push-back法のポイント

- 大口蓋孔へつながる大口蓋神経血管束を遊離する．大きな移動が可能．
- 鼻咽腔を狭小化でき，左右の口蓋帆挙筋の再構成が比較的容易．
- 言語構音成績は良好．
- 硬口蓋前方から側方に瘢痕が形成される➡上顎発育障害をきたす．
- 手術直後口蓋前方部に粘膜の欠損部が生じる．
- 口蓋部の保護床が必要となる．

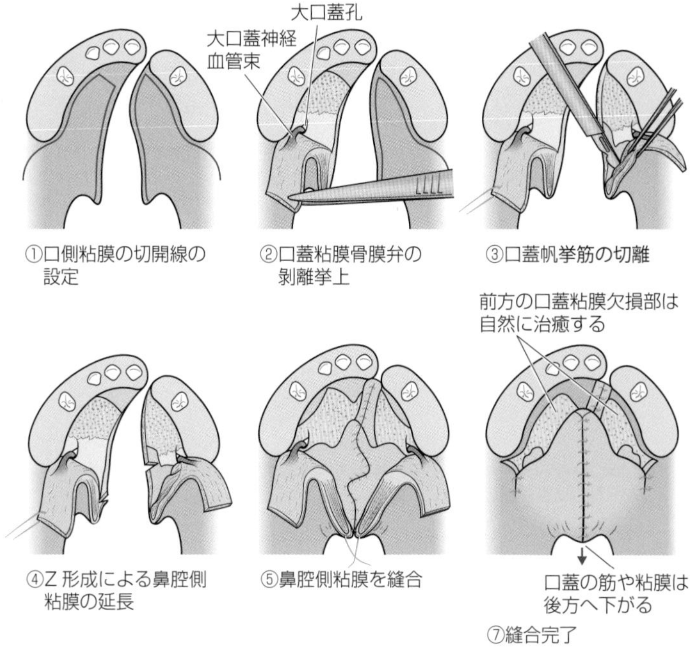

①口側粘膜の切開線の設定
②口蓋粘膜骨膜弁の剥離挙上
③口蓋帆挙筋の切離
④Z形成による鼻腔側粘膜の延長
⑤鼻腔側粘膜を縫合
⑦縫合完了

②Furlow法

・口蓋帆挙筋の筋の走行を中心に考えられた方法.

・軟口蓋の口蓋側と鼻腔側に相対する**Z型**の粘膜筋弁を作成して(ダブルZ形成法), それらを縫合することで裂部を閉鎖する.

CHECK! Furlow法のポイント

・硬口蓋粘膜の欠損を生じない.
➡術後の骨露出面が小さく顎発育に対する影響が少ない.
・口蓋帆挙筋の移動が容易である.
・軟口蓋の筋肉索が確実に形成される➡軟口蓋に厚い筋層ができる
・裂幅が広い症例では, 一次閉鎖が困難になることがある.

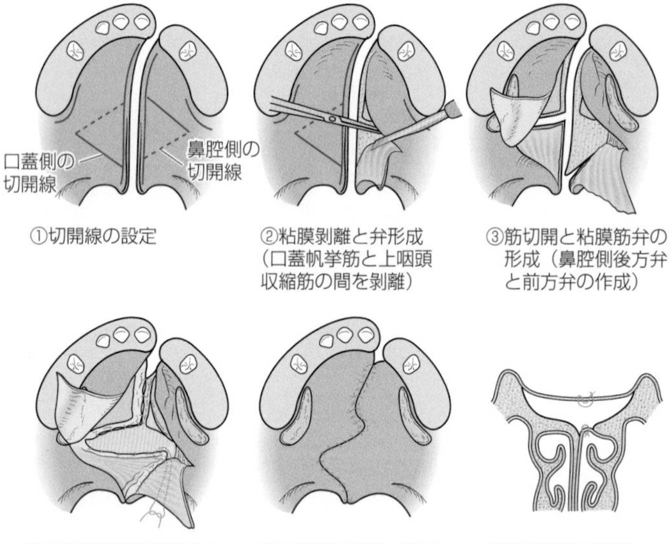

①切開線の設定

②粘膜剝離と弁形成(口蓋帆挙筋と上咽頭収縮筋の間を剝離)

③筋切開と粘膜筋弁の形成(鼻腔側後方弁と前方弁の作成)

④Z型の粘膜筋弁形成と鼻腔側の粘膜・筋の縫合

⑤口蓋側の粘膜・筋の縫合

⑥破裂閉鎖の断面(模式図)

③Perko法：2段階口蓋形成術

・成長発育の盛んな時期にある上顎骨に手術侵襲による瘢痕収縮とそれによる発育障害を軽減する方法.

・1～1歳6か月時に軟口蓋部のみを手術で閉鎖し，硬口蓋裂は床で塞ぎ，5歳頃に硬口蓋形成術を行う.

(4) 術後の管理 よくでる

口蓋形成術後，**鼻咽腔閉鎖機能不全が残った場合**は，言語治療を実施し，改善がみられない場合に補綴的あるいは観血的に追加治療を行う.

3) 顎裂部骨移植術 よくでる

(1) 目的

・上顎骨に連続した歯槽堤を形成

・顎裂隣在歯に骨の支持を提供し，歯の移動を可能とする

➡**犬歯の萌出誘導**(埋伏歯萌出誘導)

・鼻翼基部の骨支持，挙上により顔貌を改善

・鼻口腔瘻の閉鎖

(2) 時期

8～11歳頃(**犬歯を誘導**することが可能な時期)

(3) 術式

・局所弁を用いて鼻腔底を形成後，移植床を形成し，腸骨などを移植する.

・移植材料：自家骨(腸骨骨髄海綿骨細片：Particulate Cancellous Bone and Marrow (PCBM)，腸骨ブロック片，下顎骨，脛骨など)，人工材料

・最終的には，歯欠損部にインプラントによる補綴も可能.

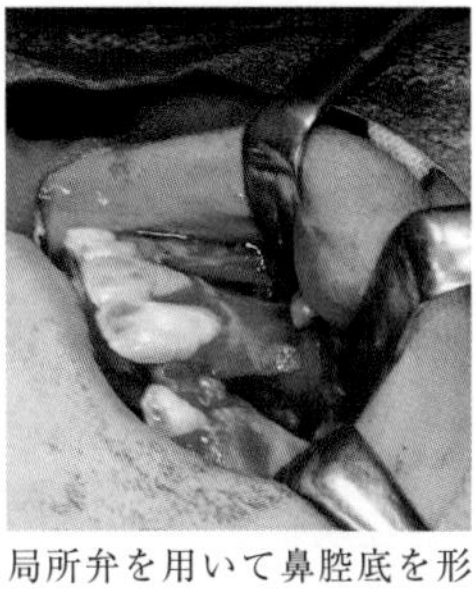

局所弁を用いて鼻腔底を形成後，移植床を形成し，移植材料を入れ，口腔粘膜弁にて閉鎖する.
(第110回歯科医師国家試験)

4) 鼻咽腔閉鎖機能不全とその治療 よくでる

嚥下や発音時には軟口蓋を挙上し，咽頭後壁に接触して閉鎖するが，それができない状態．

口蓋帆挙筋が主体

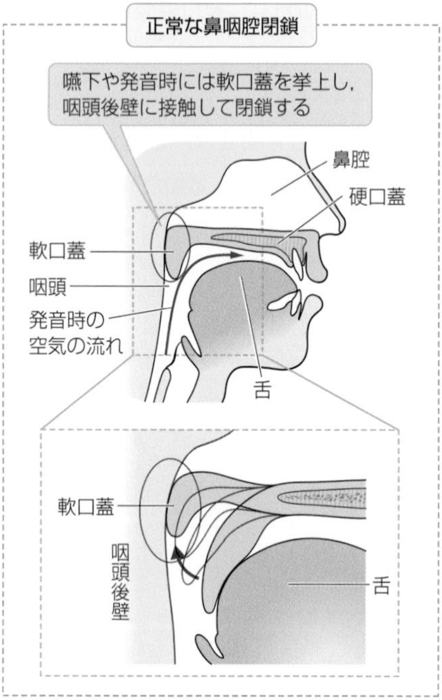

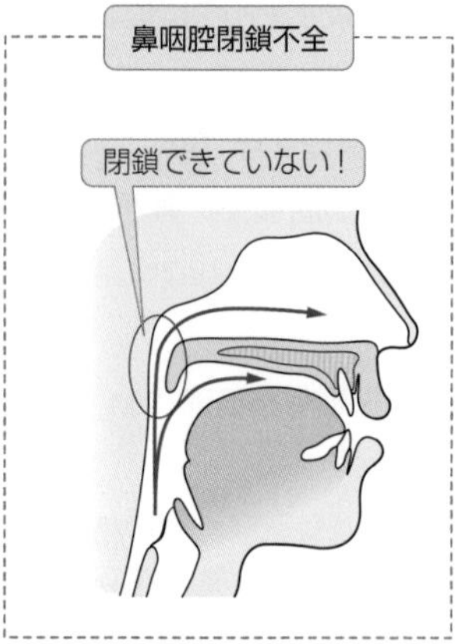

(1) 発生要因

・**口蓋裂**（➡開鼻声に構音障害を伴うことが多い）

・**口蓋裂の閉鎖手術後**

・軟口蓋腫瘍切除術後

・脳血管障害後軟口蓋麻痺

(2) 症状

・**開鼻声**：破裂音，摩擦音，破擦音などが著しく不明瞭になる．

・**構音障害**

コラム：構音障害（異常構音）

鼻咽腔閉鎖不全に関連（大）

- 両唇（上下口唇を使う）**破裂音**：/p/（パ行・ピャ行）/b/（バ行・ビャ行）→ /ma/と発音される
- 歯茎（歯肉に舌尖を付けて発音）**破裂音**：/t/（タテト）/d/（ダデド）→ /na/と発音される
  - （上の2つ）→ 声門破裂音となる
  - 上下口唇を使う → 顔面神経に関連
- 軟口蓋（軟口蓋を使う）**破裂音**：/k/（カ行・キャ行）/g/（ガ行・ギャ行）→ 咽（喉）頭破裂音となる
- 歯茎**摩擦音**：/s/（サ行）/ʃ/（シャ行）→ 咽（喉）頭摩擦音となる
- 歯茎**破擦音**：/ts/（ツ）/dz/（ヅ）/tʃ/（チッ）/ → 咽（喉）頭破擦音となる

関連（小）

- **口蓋化構音**：舌背と硬口蓋後方で産生される音．口蓋形態異常により，**後方に移動**してしまう．
  「タ」→「カ」に，「サ」→「ヒャ」「シャ」に近い音になる
- **側音化構音**：下顎や口唇が**横にずれ**て，それに伴い舌も側方に寄り（通常は中央），口蓋に接してつくられる音．口の横（口角付近）から息が漏れる．口蓋形態の異常により口唇や舌が横にずれ，合わせようとして起こる．
  「シ」→「ヒ」，「チ」→「キ」に近い音になる
- **鼻咽腔構音**：鼻咽腔を狭めたり破裂させたりして産生される音
  「クン」「グン」と鼻を鳴らしているように聞こえる

(3) 検査

①**聴覚的判断**：単音節復唱検査

②**口腔内視診（直視法）**：「ア」発音時，**軟口蓋の長さ**…短小、**軟口蓋の動き**…不良 → 鼻咽腔閉鎖不全
などを診査

※健常者は「アー」と発声すると軟口蓋は挙上し，その結果，咽頭後壁がみえる．

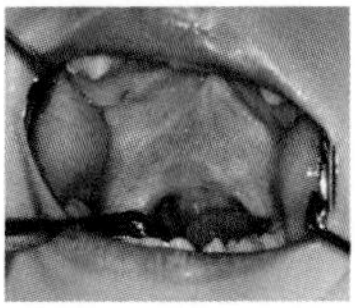

開口時に口蓋垂，咽頭後壁がみえている
➡軟口蓋の短小
（第105回歯科医師国家試験）

③**鼻息鏡による鼻漏出の有無**：「アー」を3秒程度持続発声したときに鼻息鏡を鼻の下に当て，1cmごとに刻まれた半円のどこまで曇ったかを測定する．半円の中心に近いところから1度，2度と値が大きくなるほど鼻漏出が多いと判定する．

※ブローイング検査や聴覚的判断と同時に行う．

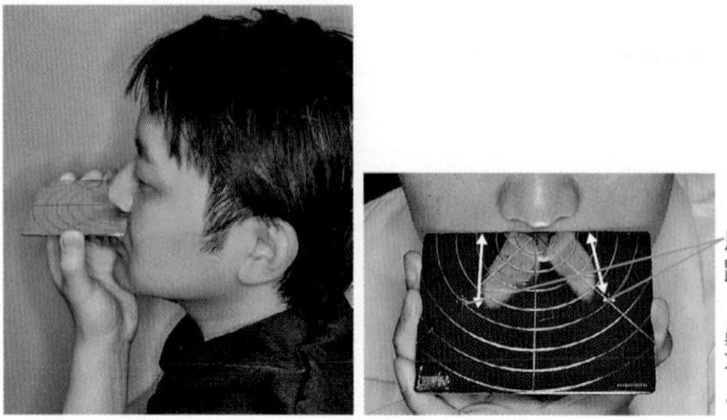

④**ブローイング検査**：呼気の鼻漏出（吹くときの鼻からの息漏れ），ブローイングの呼気持続時間を判定．ストローをくわえ息を吹き込む．

⑤**鼻咽腔内視鏡検査**：軟口蓋と咽頭側壁の動きをみる．

⑥**側面頭部エックス線写真**：鼻咽腔形態の評価

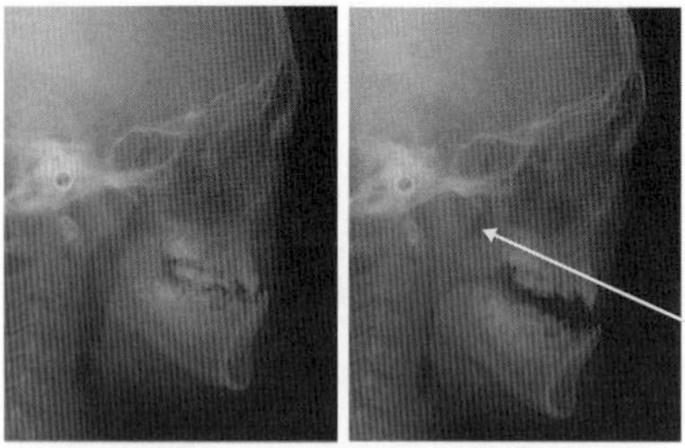

（第105回歯科医師国家試験）

⑦**軟口蓋造影エックス線写真**（造影剤を使用した側方頭部エックス線写真）：軟口蓋と咽頭後壁の外形をみる．

⑧**ダイナミックMRI**：鼻咽腔閉鎖パターンと口蓋帆挙筋（軟口蓋）の動きをみる（安静時と発音時に評価）．

⑨**音響学的検査**（サウンドスペクトログラフ）

⑩**ナゾメータ検査**：口腔内圧の低い文および高い文を課題とし，コンピュータシステムによって，口腔からの音圧に対する鼻腔からの音響エネルギーの比を求める検査.

⑪**筋電図検査**：筋放電量を定量化，口蓋帆挙筋の筋活動をみる.

閉鎖の状況や鼻咽腔周囲の構造に関しては評価できない

CHECK! パラトグラム

・口蓋と舌との接触エリアを記録する**構音検査法**.
・側音化構音などの評価は可能だが，鼻咽腔閉鎖不全は軟口蓋よりも奥の部分なので，関連性がないわけではないが評価はできない!!

(4) 治療法

① 言語治療

・言語管理は3歳から
・言語聴覚士による定期的な言語評価
・ブローイングによる鼻咽腔閉鎖機能の賦活化，構音器官の機能訓練，構音治療など

② 補綴的治療

a) スピーチエイド

軟口蓋の長さが足りない場合に使用

軟口蓋が短く，音が鼻に漏れてしまう症例に用いる．バルブを発音時に残存した鼻咽腔部の空隙に設置して，口蓋咽頭括約筋群の運動量の不足を補填し，鼻咽腔閉鎖を獲得させる.

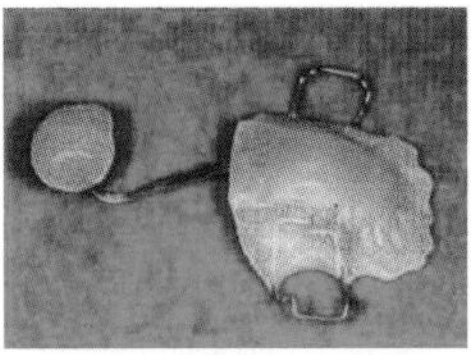

（第102回歯科医師国家試験）

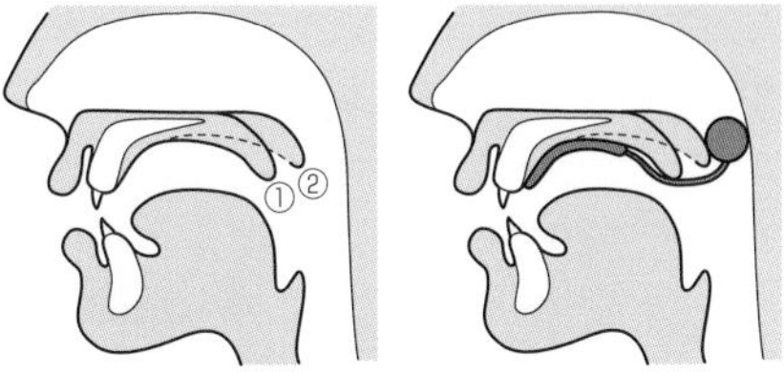

①安静時，②発音時

軟口蓋の運動が乏しい症例に使用

b) 軟口蓋挙上装置（Palatal Lift Prosthesis：PLP）

軟口蓋の長さは十分だが，運動に乏しい症例に用いる．義歯の後方へ延長した挙上子によって軟口蓋を人為的に挙上させて鼻咽腔を狭くし，鼻咽腔閉鎖機能を賦活，獲得させる装置．

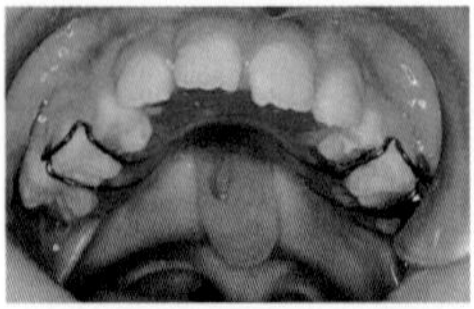

（第112回歯科医師国家試験）

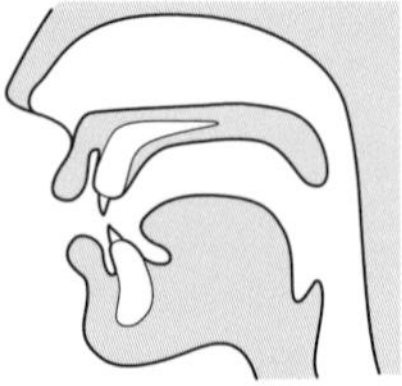

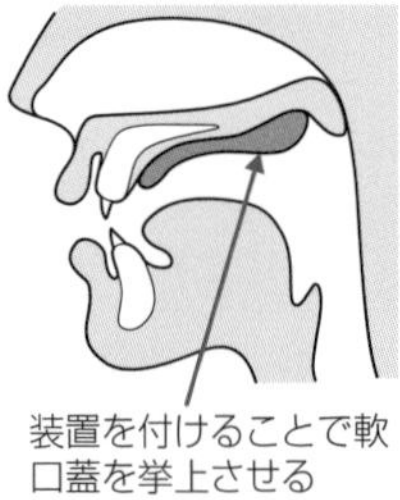

コラム：補綴的発音補助装置の種類

・**軟口蓋栓塞子**：手術などにより軟口蓋が欠損した患者に用いる．軟口蓋の部分を装置で塞ぐことによって，息が鼻に漏れる状態を改善する．

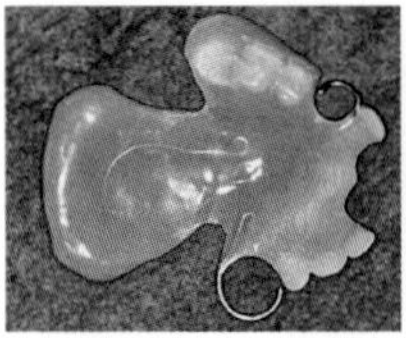

軟口蓋栓塞子

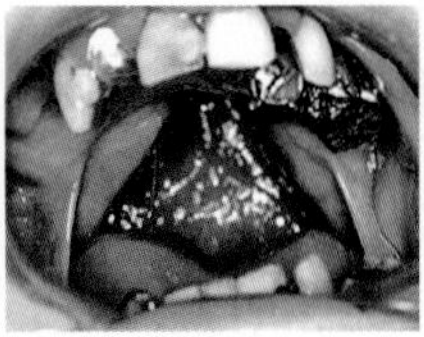

軟口蓋が欠損しているため喉の奥がみえる

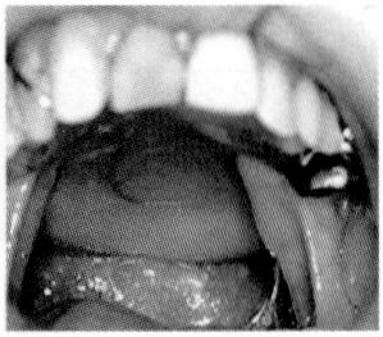

装着したところ

・**舌接触補助床**（Palatal Augmentation Prosthesis：PAP）：手術や病気で舌の運動障害などがある場合に使用する，口蓋部を厚くした装置．手術で移植した舌の動きが悪く，舌と上顎を接触できない患者に用いる．発音時に舌が上顎に接触するようになり，カ行やタ行など発音しにくい音が発音しやすくなる．

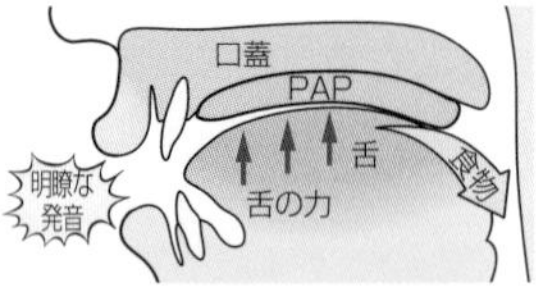

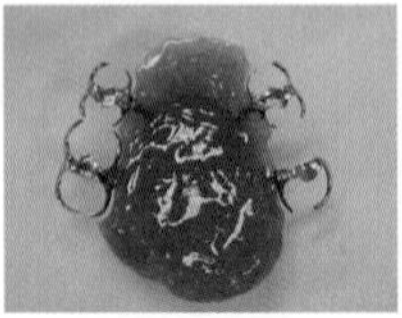

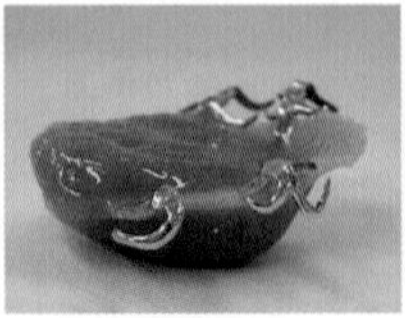

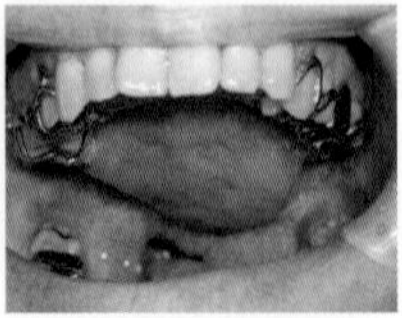

（コラム内の写真は昭和大学・髙橋浩二先生のご厚意による）

③観血的治療

・再口蓋形成術（口蓋弁後方移動術）：一次手術と同様な術式

・咽頭弁形成術（咽頭弁移植術）：軟口蓋や咽頭の粘膜筋組織で鼻咽腔を狭小化する方法．10歳以後に行うのが望ましい．

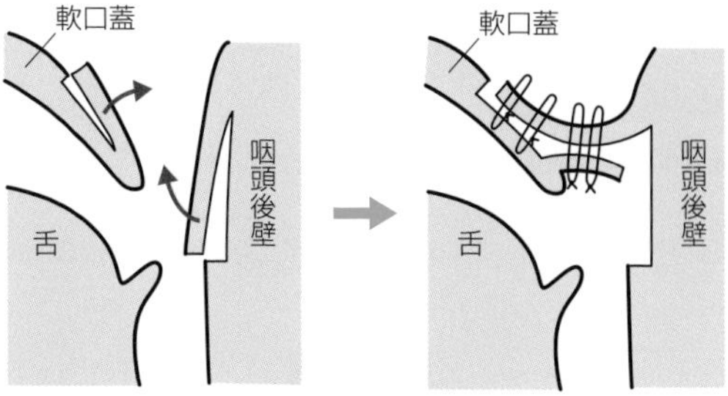

CHECK! 唇顎口蓋裂を起こす疾患（症候群）

①鎖骨頭蓋骨異形成症　②Apert症候群　**③Crouzon症候群**
④Down症候群　⑤Noonan症候群　**⑥Marfan症候群**
⑦Robinシークエンス（Pierre Robin症候群）
⑧Treacher Collins症候群　**⑨Turner症候群**　⑩猫鳴き症候群
⑪Klinefelter症候群　⑫OFD症候群
⑬第一第二鰓弓症候群，Goldenhar症候群

※太字は国家試験出題基準の収載語

Chapter 2
顎変形症

Check Point

・顎変形症の診断と治療法について説明できる.

※『歯科国試パーフェクトマスター歯科矯正学』Chapter 14も参照すること.

I. 総論

顎変形症とは, 種々の原因により顎骨の形態や位置, 顎間関係に異常を生じ, 口腔や顎顔面の機能障害や審美障害をきたした状態.

1) 症状

・咬合異常

・顎関節障害

・咀嚼障害

・発音障害

・呼吸機能障害

・審美障害

2) 診断

・顔貌の写真, 計測

・顎態模型の製作

・頭部エックス線規格写真(側面, 正面)

・ポリゴン表

・プロフィログラム

・CTを用いた3次元的な顎態分析法

3) 骨格の異常による分類

・上顎前突症

・上顎後退症

・下顎前突症：**三日月様顔貌 (dish face)**．東洋人に多い．

・下顎後退症：**小下顎〔鳥貌 (bird face)〕**．関節円板前方転位が起こりやすく，**顎関節症状が多い (PCR も多い)** (Chapter 4 p.74参照)．

・顔面非対称

4) 咬合状態による分類

・反対咬合　・過蓋咬合　・切端咬合　・交叉咬合

・空隙歯列　・開咬　・叢生

Ⅱ．顎変形症の治療

歯列矯正治療の範囲を超えた顎変形症で，原則として成長がほぼ終了した時期以降に施行する．

A 上顎の手術

手術法	特徴
1) Le Fort Ⅰ型骨切り術 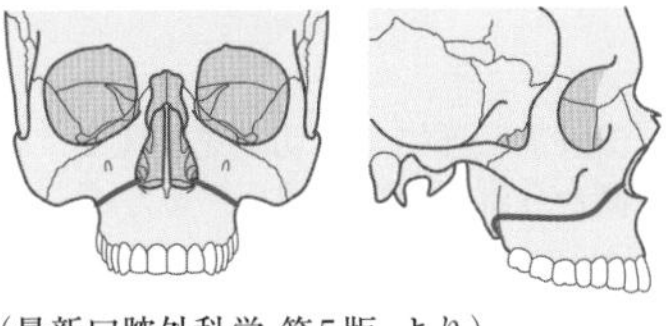 (最新口腔外科学 第5版. より)	・上顎の骨切り術で最も一般的に行われている方法. ・上顎を下鼻甲介の下の高さで骨切りを行い，梨状孔，上顎洞前壁，翼口蓋窩を通り**蝶形骨翼状突起**に至るまでを切断し，上顎骨体を可動化する. ・適応が広く，上顎を前方，側方に移動させることが可能. **【適応】** 上顎前突症，上顎後退症，上顎非対称，上顎の垂直的咬合高径の異常.

手術法	特徴
2) 上顎前方（前歯部）歯槽骨切り術 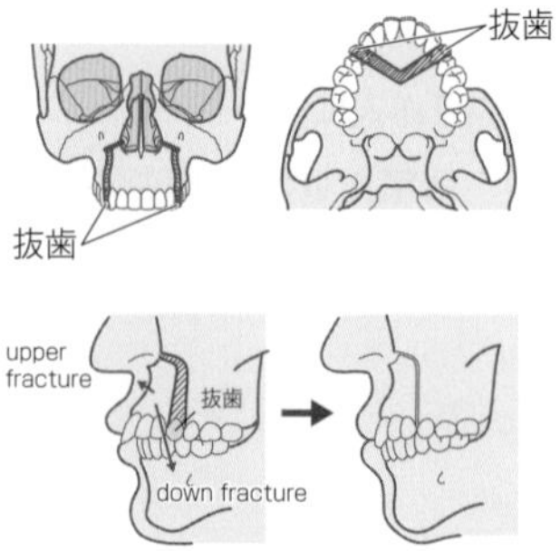 	・**左右小臼歯を抜歯**して，同部の歯槽骨を削除し，上顎の前歯部を歯槽骨とともに**後方移動**もしくは垂直方向に移動させる方法. ・臼歯部の咬合関係は変化しない. ・臼歯部の咬合高径を変化させる必要がない場合（臼歯部の咬合状能良好） **【適応】** 上顎前歯部の唇側傾斜を伴う上顎前突症，前歯部の開咬を伴う上顎前突症.
(1) Wassmund-Wunderer法 (up-fracture法) 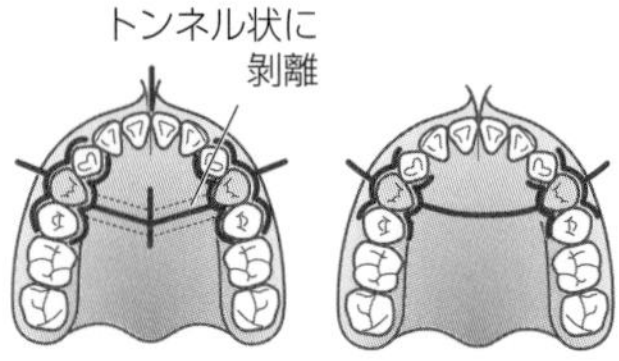 Wassmund法 口蓋正中に切開 Wunderer法 口蓋粘膜を横断	・歯槽骨にアプローチするための粘膜切開の違いでWassmund法とWunderer法がある. ※唇側にはほとんど切開を加えない.
(2) Bell法（down-fracture法） 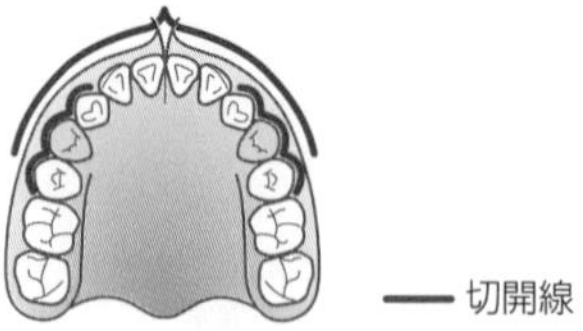 down-fracture法 （最新口腔外科学 第5版. より）	・口腔前庭部に水平切開を加えて，**唇側から**直視下に骨切りする方法.

手術法	特徴
3）上顎後方（臼歯部）歯槽骨切り術 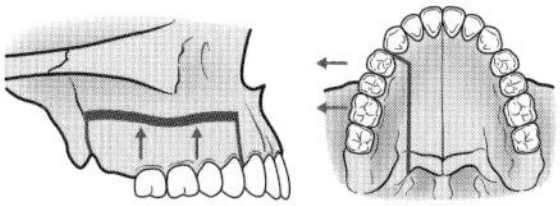 **(1) Schuchardt法** ・臼歯部の血行不全を避けるために口蓋側骨切りの3〜6週後に頬側の骨切りを行うtwo stage法. **(2) Kufner法** ・Schuchardt法を改良したone stage法であり，現在では多く用いられている術式である.	・上顎臼歯部歯槽骨を骨切りし，上方へ移動することにより，下顎を回転させ開咬を改善させる方法. ・術後早期に後戻りをきたしやすい. ・後戻りの原因としては，異常な舌癖，臼歯歯槽部の不完全な骨切り，骨切り部である上顎臼歯歯槽部に付着し上唇へ走行している頬筋の作用，手術前の口腔内容積と舌容積との不調和，短すぎる顎間固定期間，などがある. **【適応】** 交叉咬合など上顎臼歯部の水平的な位置異常（歯列弓幅径の不調和），上顎臼歯歯槽骨の垂直的な過長を認める症例（開咬や過蓋咬合）.
4）上顎骨延長術 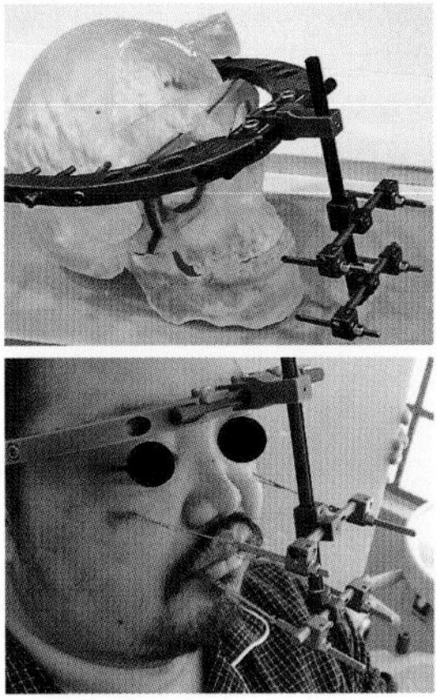 創外固定装置	・上顎骨骨切り時に骨延長装置を装着して，骨片を徐々に延長し，仮骨を促し，上顎を前方移動させる方法. ・骨のみの延長にとどまらず，周囲軟組織の延長も促すことが可能. ・骨延長装置の種類には，創外固定装置と創内固定装置がある. ・上顎骨の特徴上，骨接触部分が少ないため，長期間の固定を要する. 創外固定装置：頭蓋骨に装置を骨ネジで固定するため審美的な問題があるが，延長方向を修正，調節することができる．確実な骨延長が可能. 創内固定装置：装置は創内にあるため，審美的問題や精神的負担は少ない．延長方向を調整することができないため，装着時に注意が必要. **【適応（主に創外固定装置）】** 口蓋裂に伴う上顎劣成長，Crouzon症候群などの中顔面劣成長，その他の著明な上顎劣成長を呈する顎変形症でLe Fort Ⅰ型骨切り術による治療が困難な場合.

B 下顎の手術

<table>
<tr><th>手術法</th><th>特徴</th></tr>
<tr><td>

1) 下顎枝矢状分割術（SSRO）
Obwegeser法
Obwegeser-Dal Pont法

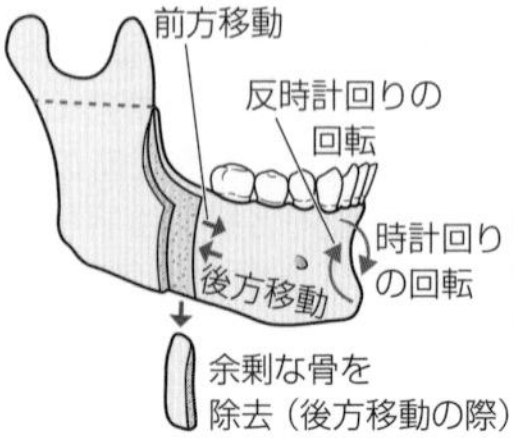

下顎枝矢状分割術の外側骨
骨切り線の変遷

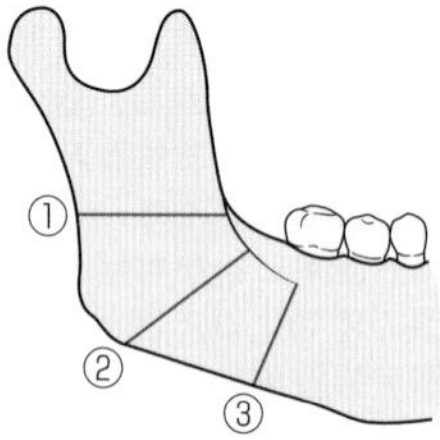

①Obwegeser原法（1955年）
②Obwegeser変法（1957年）
③Obwegeser-Dal Pont法（1959年）

下顎枝内面骨分割線の比較

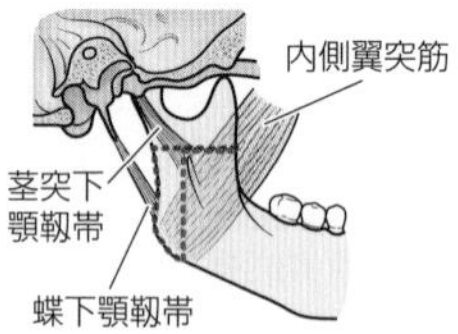

------ Obwegeser法（long split法）
------ Hunsuck-Epker法（short split法）

</td><td>

【種類】
(1) 外側骨切り
・Obwegeser原法：外側皮質骨の骨切り線を内側骨切り線に**水平**に設定．
・Obwegeser変法：第二大臼歯部から下顎角部に向かって**斜め**に設定．
・Obwegeser-Dal Pont法：外側の骨切り線をさらに前方に移動し，下顎骨体部に**ほぼ垂直**に設定．
(2) 内側骨切り
・Hunsuck-Epker法：不整骨折を避けるために，舌側の骨切りを下顎小舌の後方にとどめる（下顎後縁に達しない↔達するもの：Obwegeser法）
➡内側翼突筋の付着が近位骨片に残るため，後方移動の際の後戻りのリスクが少ない．
後方移動の際に遠位骨片端が後方に突出しない．

・下顎の骨切り術で最も一般的に行われている方法．
・口内法手術であるため，顔面皮膚に瘢痕を残さない．
・骨の接触面積が大きく，骨片の安定と早期癒合が期待できる．
・適応が広く，下顎を前方，側方，上方，下方に移動させることが可能．
・下顎角部の形態（角度）の改善が可能．
・咬合と顎関節関係を調節できる．
・歯を犠牲にしない（抜歯しない）．

・術後に下歯槽神経の損傷（下唇からオトガイ部皮膚の感覚鈍麻）をきたすことがある．
・術野が狭く，深い．
・下顎枝が小さく薄い場合は，適応が難しいことがある．
・下顎骨の移動方向や移動量によって，骨片間の干渉や周囲組織の抵抗により適切な位置へ下顎骨を移動することが困難なことがある．
・骨片間に十分な骨接合が得られないこともある．
・手術後は，下顎がClass Ⅱでは後方へ，Class Ⅲでは前方へ，開咬では後下方へ後戻り傾向を示すことがある．
・変形部位の診断結果から他術式と組み合わせて行われる．

【適応】
下顎前突症，下顎後退症，小下顎症，下顎非対称，開咬症，陳旧性変形治癒，下顎骨骨折．

</td></tr>
</table>

手術法	特徴
2) 下顎枝垂直骨切り術（IVRO） Robinson法 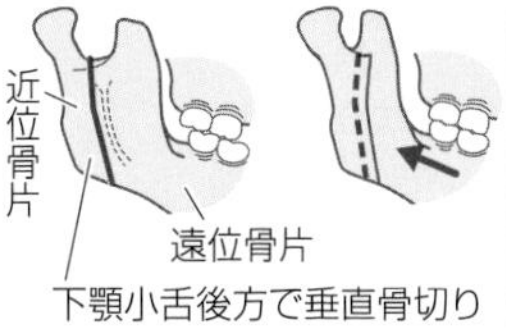 （最新口腔外科学 第5版. より）	・下顎枝を下顎切痕から下顎下縁にかけて垂直に骨切りする方法. ・口外法または口内法により下顎枝を下顎孔の後方で，**関節突起を含む近位骨片**と**筋突起および下顎体部を含む遠位骨片**に分離する. ・下歯槽神経血管束の損傷の可能性が低い. ・下顎頭と関節円板や関節窩の位置関係を改善できる. ・歯を犠牲にするリスクが低い. ・骨片固定を行わない場合は，顎間固定が長期に必要である. ・下顎枝矢状分割術と比較して，適応範囲は限られる. ・下顎の後方移動のみ可能（骨片の接触がなくなる前方へ移動は適応しづらい）. ・外側翼突筋の作用により骨片が下内方に偏位しやすい. ・近位骨片に付着する筋や靭帯を剥離しすぎると，下顎頭が脱臼することがある. ・近位骨片が遠位骨片によって外側へ大きく跳ね上げられる場合は，骨片間の干渉部分を削除して調整する必要がある. ・後方移動量が大きいと，筋突起の切離が必要になることがある. **【適応】** 下顎前突症，下顎非対称，保存的な治療が奏功しない顎関節内障*.
3) 下顎枝水平骨切り術 Kostecka法 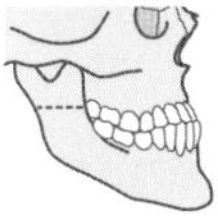 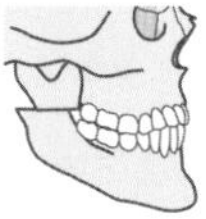	・古い術式で，下記を改善するためにSSRO法が開発された. ・側頭筋によって，近位骨片が前上方に回転する. ➡骨片の接触面積が著しく狭いので，後戻りや開咬をきたしやすい. ・下顎体は口底の筋により下方に牽引されるため，骨片同士の接触が少なくなる. ➡予防のため，固定期間が長くなる. **【適応】** 下顎前突症，顔面非対称症.

***顎関節内障**

顎関節円板障害で，顎関節内部に限局した関節円板の位置異常，形態異常に継発する関節構造体組織の障害. 円板転位を主症状とするⅢ型，円板転位の前段階（関節包炎など）のⅡ型，円板転位により二次的に生じた退行性変化のⅣ型も含む. Ⅱ→Ⅲ→Ⅳと進行する.

手術法	特徴
4）下顎前方（前歯部）歯槽骨切り術 Köle法 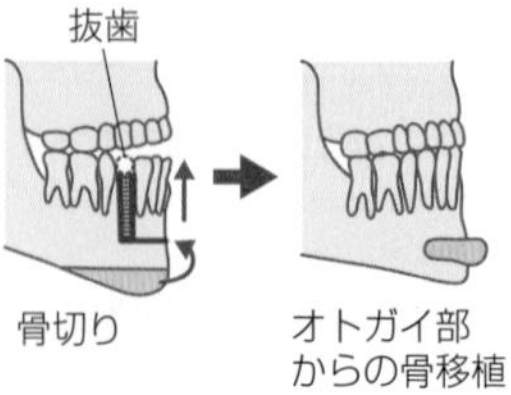 	・**左右の第一もしくは第二小臼歯を抜去**して，同部の歯槽骨を削除し，下顎前歯部を後方もしくは垂直方向に移動させる方法． ・**臼歯部の咬合が安定している場合**に選択される． ・移動量は1歯分． ・オトガイ部の骨形態に変化が生じない． **【適応】** 下顎前歯部の唇側傾斜を伴った下顎前突症，前歯部の開咬症，突出．
5）下顎骨体骨切り術 Dingman法 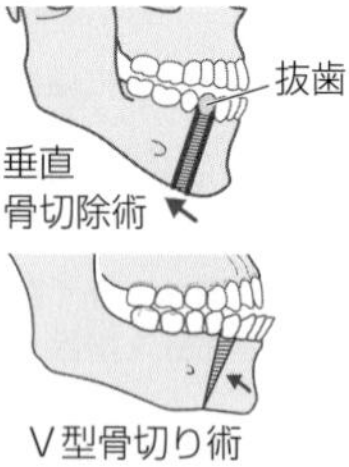 	・小臼歯部において下顎骨体の一部を切除して前後的に短縮する方法． ・オトガイ孔より前方部で用いられる． ・咀嚼に関係する筋の位置変化が少ない． ・顎関節への影響が少ない． ・術後に下歯槽神経の損傷をきたすことがある． ・移動量が限られる． ・下顎枝矢状分割術と比較して，適応範囲は限られる． **【適応】** 下顎前突症，開咬症（V字型）．
6）オトガイ形成術 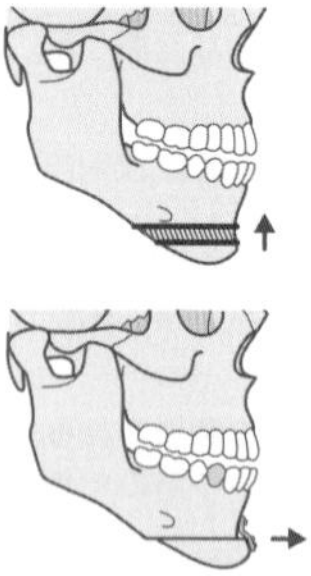 （最新口腔外科学 第5版．より）	・オトガイの骨を水平に骨切りし，水平もしくは垂直方向に移動することで，**オトガイの形態を修正**する方法．➡**審美性改善** ・咬合の改善を目的とした他の手術と組み合わせて，同時にあるいは二次的に行う． ・咬合に影響を与えない． ・中抜きをしてオトガイ部を短縮することもある． ・舌骨の牽引を行うことができる． **【適応】** 下顎前突症の治療に際する下顎骨体の後方移動に併用． 下顎後退症の治療に際する下顎骨体の前方移動に併用，顔面非対称，下顎の垂直方向への過成長（long face）の修正，口唇閉鎖不全の修正 ➡閉口障害に用いる場合もある．

手術法	特徴
7) 下顎骨延長術 創内固定装置 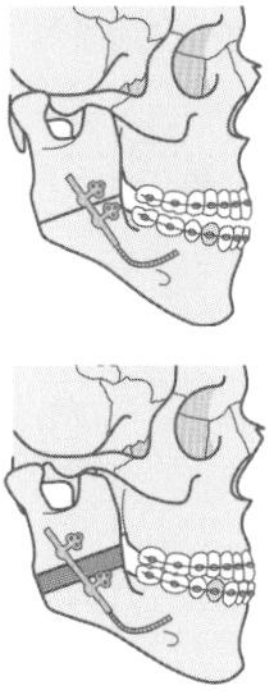 （最新口腔外科学 第5版. より）	・下顎骨骨切り時に分割した骨を延長装置を用いて伸ばし，分割面に仮骨形成を促しながら，骨を徐々に延長する方法. ・骨延長装置の種類には，創外固定装置と創内固定装置がある. **創外固定装置**：頭蓋骨に装置を骨ネジで固定されるため審美的な問題があるが，延長方向を修正，調節することができる．顔面に瘢痕を残す. **創内固定装置**：装置は創内にあるためみえない．延長方向を調整することができないため，装着時に注意が必要である. ・6〜8週の骨の硬化期をおいた後に延長装置を除去する. ・high mandibular angle の症例では，後戻りを生じやすい. **【適応】** 片側下顎骨形成不全症（Goldenhar症候群，hemifacial microsomiaなど），両側下顎骨形成不全症（Treacher Collins症候群，Robinシークエンスなど），その他の著しい小下顎症を呈する顎変形症. ※創内固定装置は下顎に用いられることが多い.

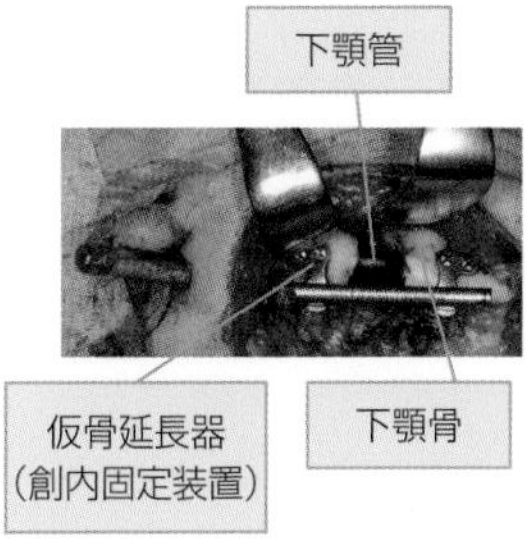

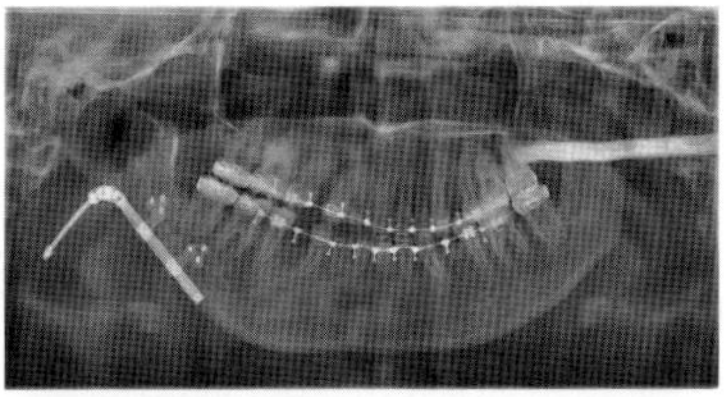

下顎骨延長術直後

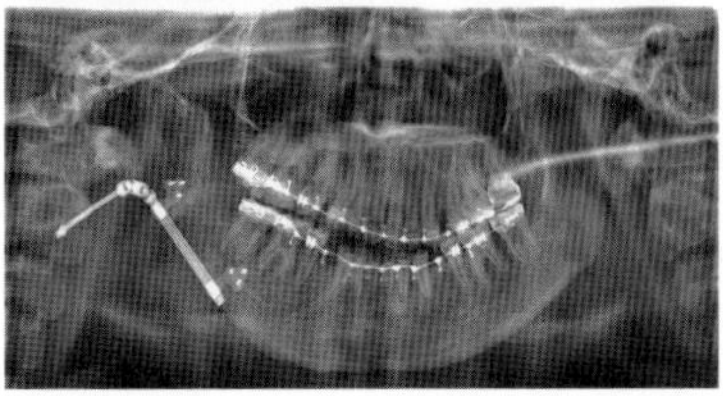

術後18日目

C 顎変形症の手術のまとめ

	歯列弓を保存する方法	歯列弓を分断する方法	移動方向	移動可能量	術中抜歯	固定法
上顎骨切り	Le Fort Ⅰ型骨切り術		前後 上(下)	10mm程度(最大15mm程度)	なし	プレート固定
上顎骨切り		上顎前方歯槽骨切り術(Wassmund-Wunderer法)	後方	小臼歯1歯分	小臼歯	プレート固定
下顎骨切り	下顎枝矢状分割術(SSRO)		前後 左右非対称を改善	10mm程度(最大15mm程度)	なし	プレート固定 顎間固定
下顎骨切り	下顎枝垂直骨切り術(IVRO)		後方 左右非対称を改善	5mm程度	なし	固定なし 顎間固定
下顎骨切り		下顎前方歯槽骨切り術(Köle法)	後方	小臼歯1歯分	小臼歯	プレート固定
下顎骨切り		下顎骨体骨切り術(Dingman法)				プレート固定
下顎骨切り	オトガイ形成術		前後 短縮	10mm以上の前方移動は2線で骨切り	なし	プレート固定

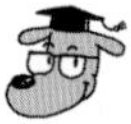

コラム：上下顎同時移動術を選択する理由

①口腔顎顔面非対称，咬合平面の左右的な傾斜異常
②交叉咬合
③咬合平面の前後的傾斜異常
④上気道の狭窄などがある場合

また，下顎の移動距離が大きい場合，上下顎同時移動を行うことで過度の移動が避けられ，生理機能の安定を保つ目的でも選択される．

Ⅲ. 各術式と合併症

A Le Fort Ⅰ型骨切り術の術式と合併症

1）術式

①切開線の設定（右はNeumann切開によるアプローチ）

口腔前庭水平切開

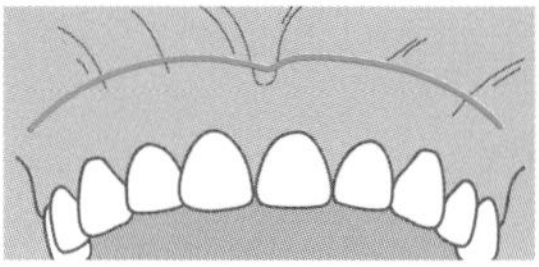

Wassmund-Neumann切開

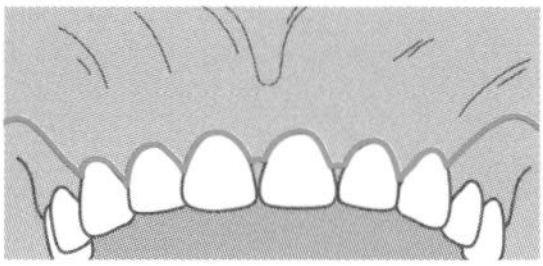

②骨膜剥離・鼻粘膜の剥離

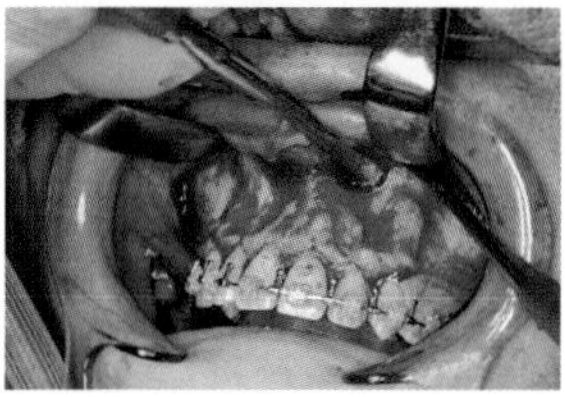

③骨切り

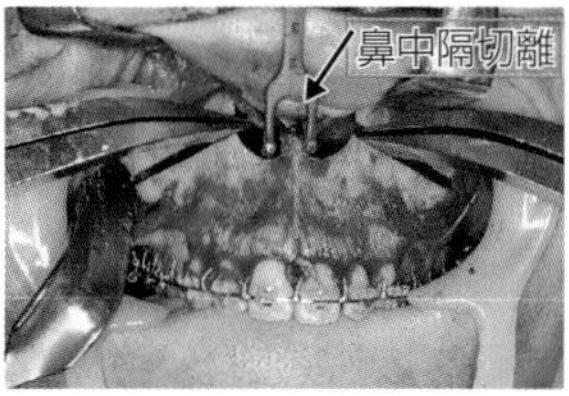

④Down Fracture

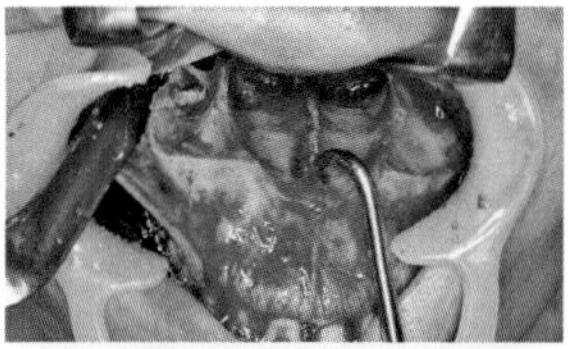

＊鼻口蓋動脈・鼻口蓋神経は切れてしまう．

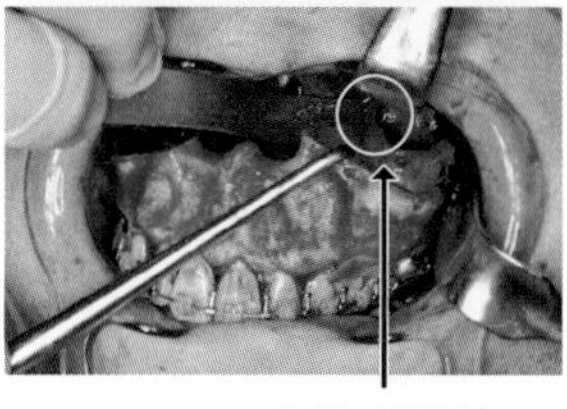

下行口蓋動脈

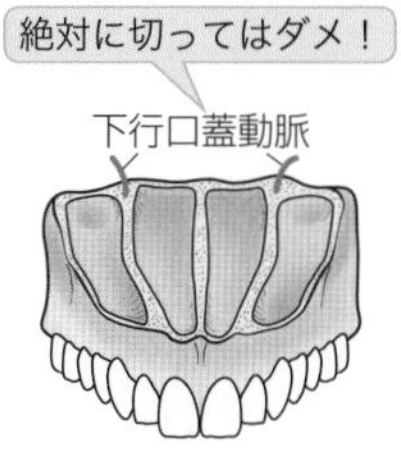

⑤プレートによる固定

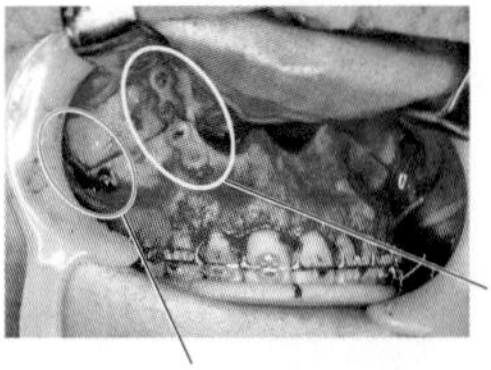

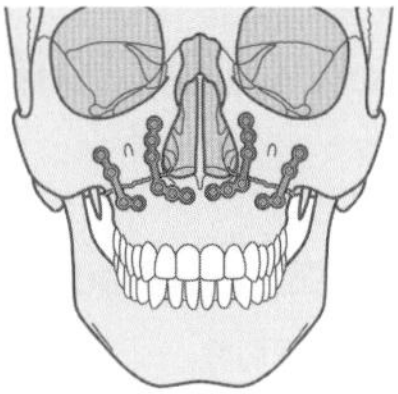

＊Le Fort I型骨折と固定の方法は同じ.

2) 合併症

①出血

・顎動脈からの出血

- *後上歯槽動脈
- *頬動脈
- 下行口蓋動脈

*上顎洞の側壁から後方の骨膜を剝離する際に注意

・*翼突筋静脈叢からの出血

※異常出血は，翼突上顎縫合部の分離の際の翼状突起の破折による血管損傷が多い.

※血管の走行はp.32の図参照.

②眼窩下神経麻痺（鼻背，鼻翼，鼻下，上唇の感覚異常）

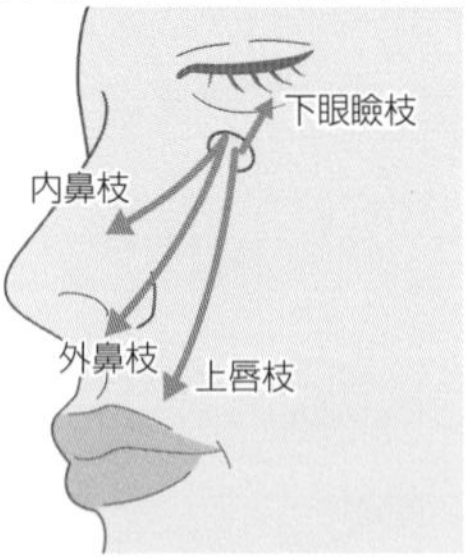

眼窩下神経の分枝

③鼻涙管の損傷：流涙

④視力障害（眼球運動にも及ぶ視機能障害）

翼突上顎縫合の分離による負荷が蝶形骨骨折や海綿静脈洞の出血を引き起こすことによるものと考えられている.

⑤鼻咽腔閉鎖不全

唇顎口蓋裂患者の上顎前方移動による.

B 下顎枝矢状分割術の術式と合併症

1) 術式

①切開線の設定

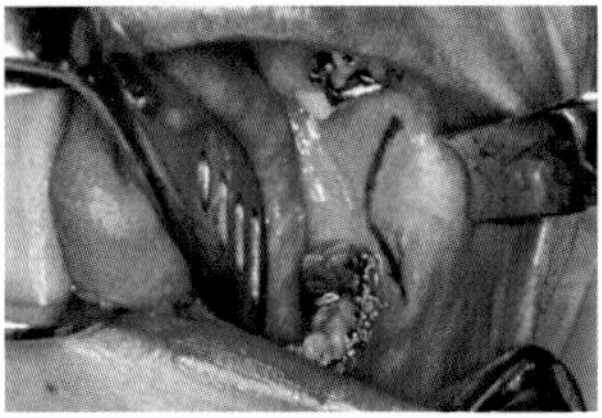

②下顎枝外側面，内側面の剥離

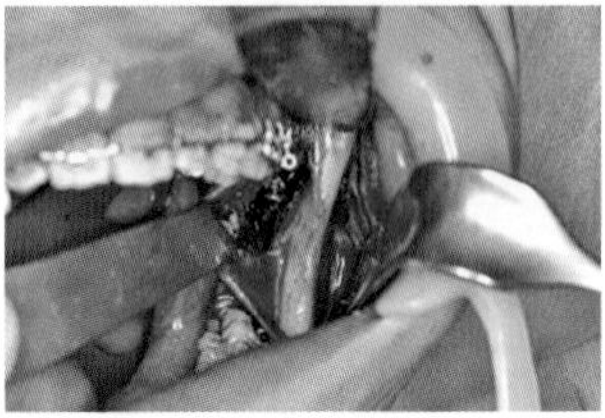

③骨切り

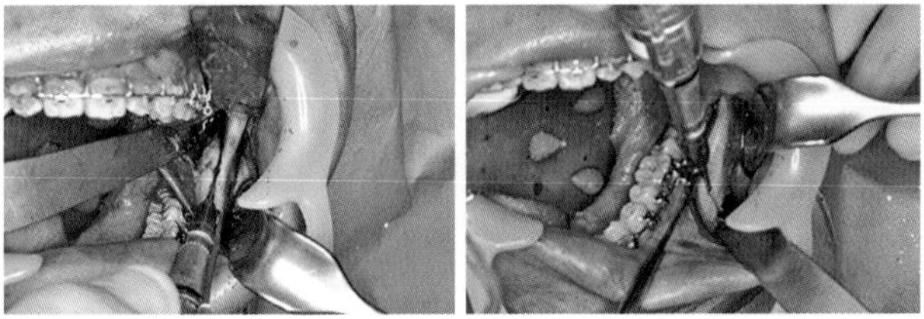

下顎枝内側皮質骨の骨切り

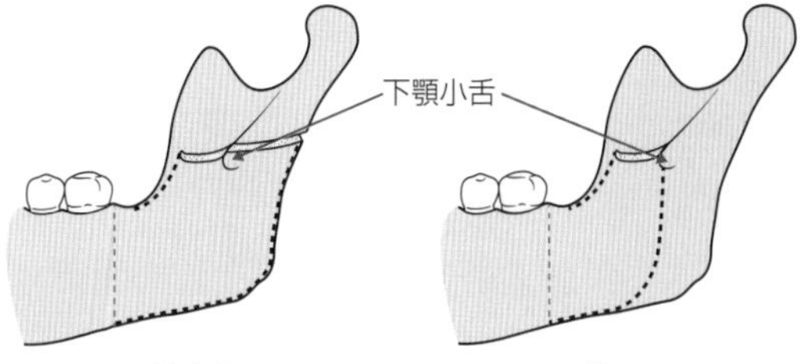

Obwegeser法などの
long split法

short split法
（Hunsuck-Epker法）

④矢状分割

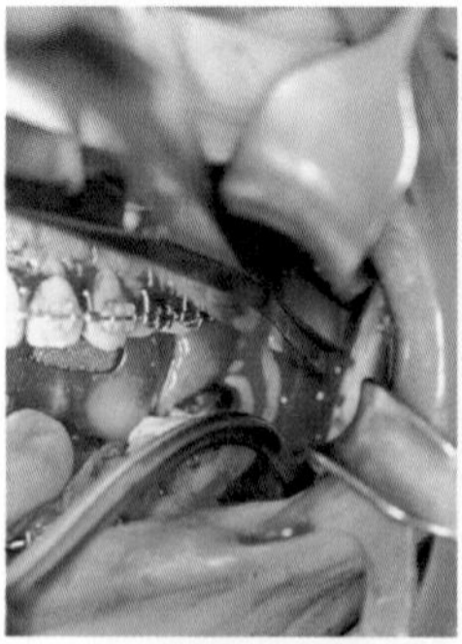

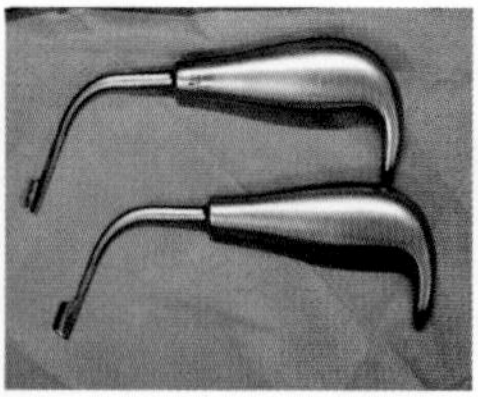

スプレッティングオステオトーム

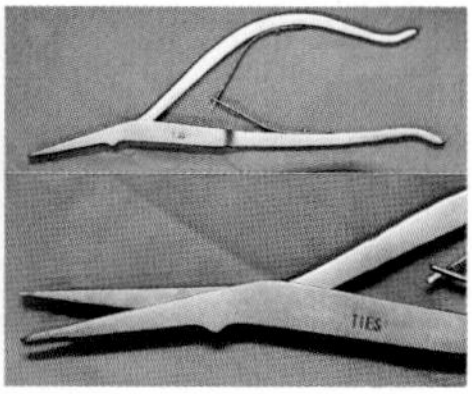

スミススプレッダー

スプレッティングオステオトームおよびスミススプレッダーによる骨分割

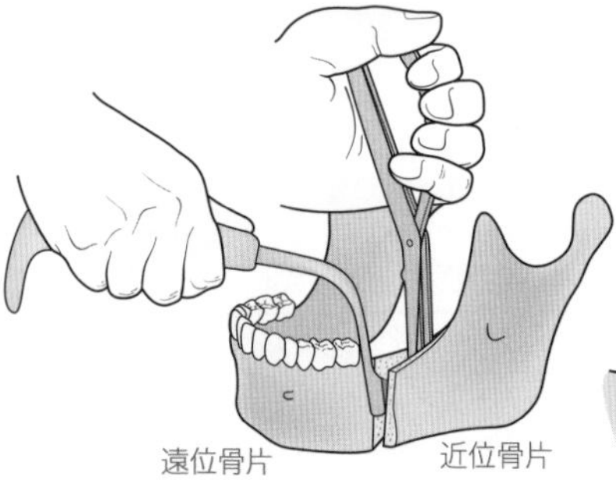

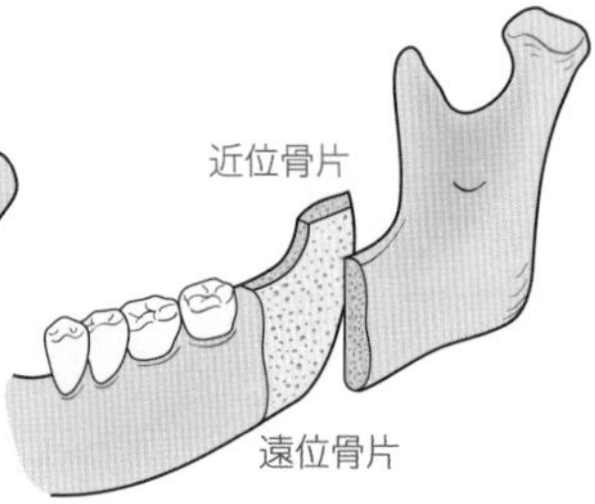

⑤骨片の固定

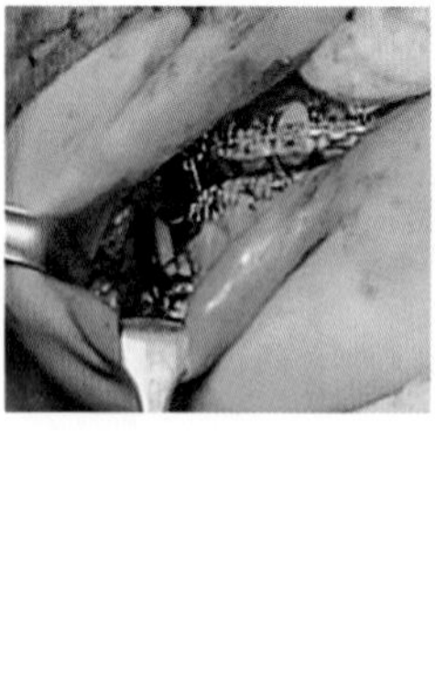

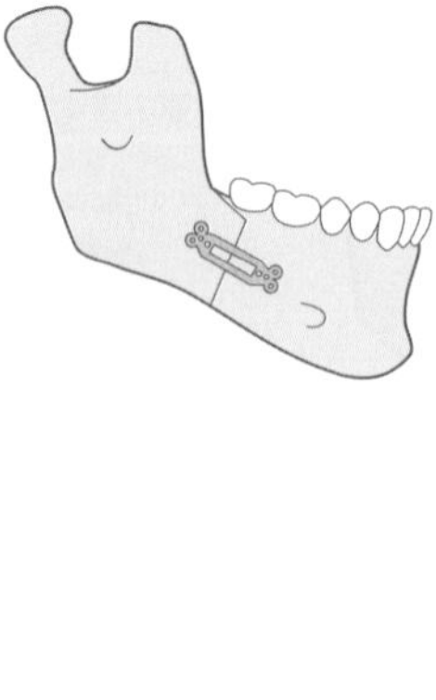

CHECK! 近位骨片と遠位骨片

体幹から近い

・近位骨片：咬筋，側頭筋，外側翼突筋，内側翼突筋（short splitの場合）
…下顎頭のある

体幹から遠い

・遠位骨片：内側翼突筋，舌骨上筋群
…歯のある

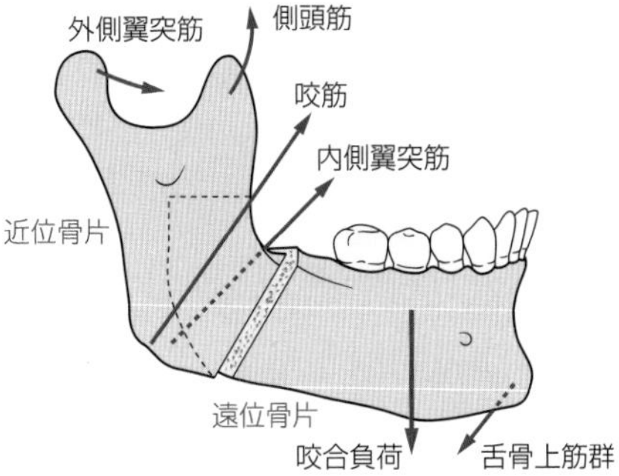

術後各骨片に加わる力と方向

2) 合併症

・**顎動脈，顔面動脈，下歯槽動脈**，下顎後静脈，翼突筋静脈叢，頬動脈からの出血

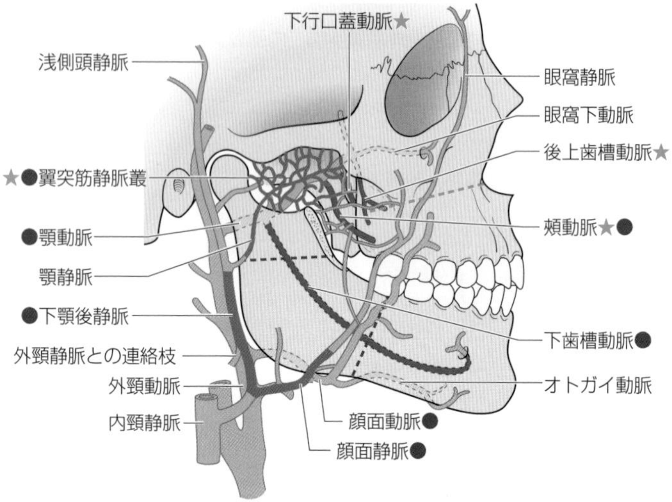

------ Le Fort Ⅰ型骨切り術の骨切り線，★：損傷しやすい血管
------ 下顎枝矢状分割術の骨切り線，●：損傷しやすい血管

特に損傷しやすい

・**下歯槽神経麻痺（下唇・オトガイ皮膚・歯肉などの感覚異常）**

・舌神経麻痺

・顔面神経麻痺

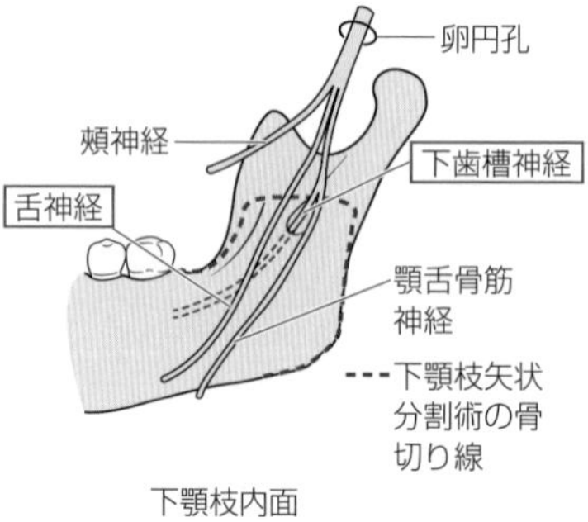

下顎枝内面

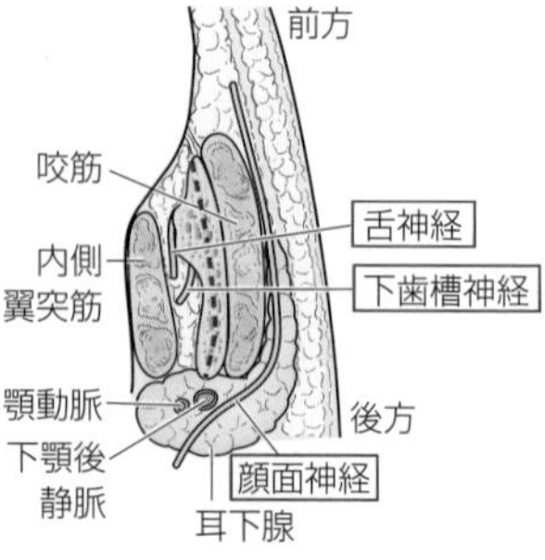

下顎枝中央水平断

C オトガイ形成術の術式と合併症

1) 術式

①切開線の設定

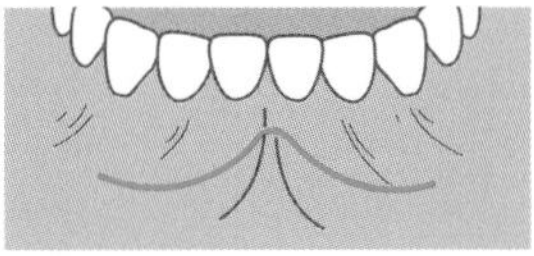

②骨膜剝離

③骨切り

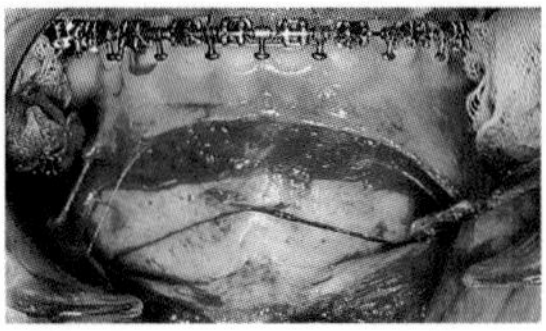

④プレート固定

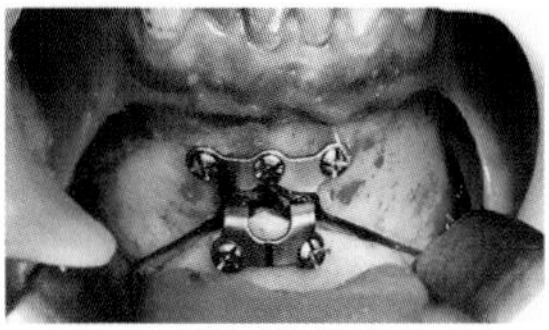

2) 合併症

・オトガイ神経麻痺

・オトガイ下動脈，舌下動脈の損傷➡**気道閉塞のリスクが高い**

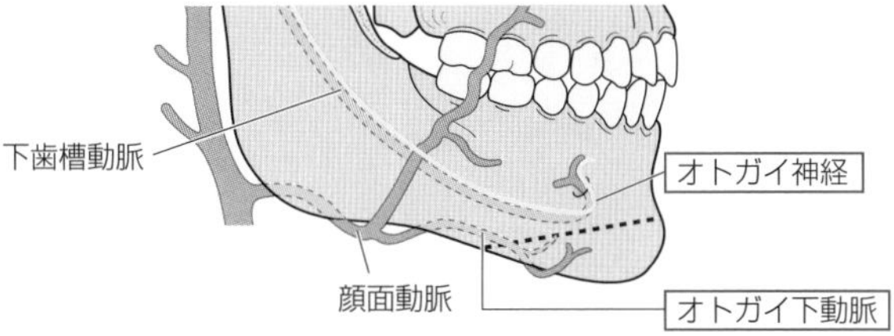

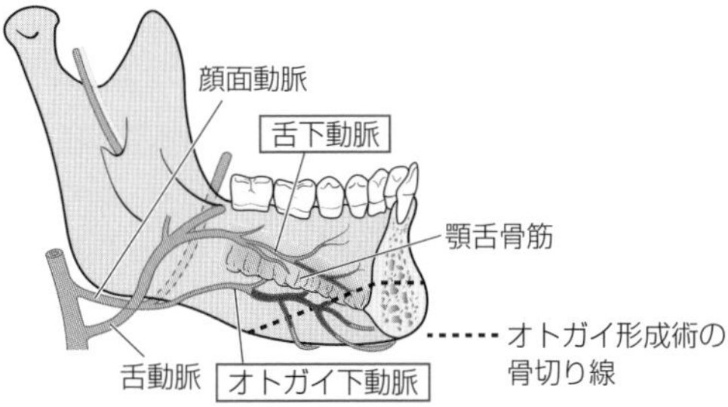

D Le Fort I 型骨切り術，下顎枝矢状分割術，オトガイ形成術の術前術後エックス線写真

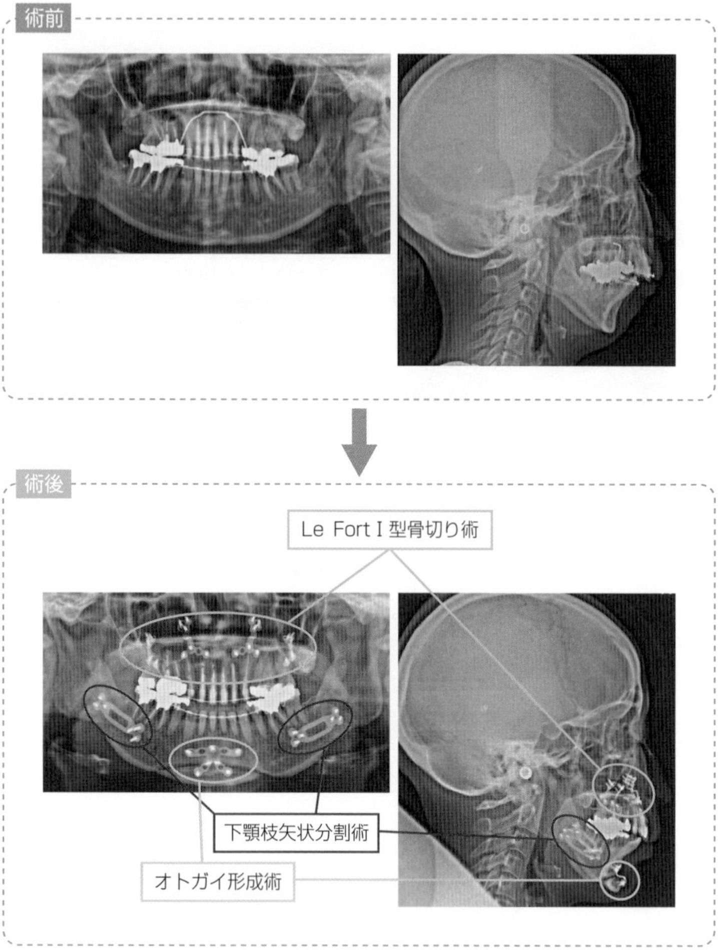

Chapter 3
顎口腔領域に関連した症候群

Check Point

・頭蓋・顎口腔領域に関連した症候群について理解する．
・それぞれの症候群の特徴を説明できるようにする．

※『歯科国試パーフェクトマスター(PM)小児歯科学』Chapter 14も参照すること．

Ⅰ．症候群の分類

*は国家試験出題基準に不掲載

A 常染色体優性遺伝 常優

1) 鎖骨頭蓋骨異形成症
2) Treacher Collins症候群
3) Crouzon症候群（頭蓋顔面異形成症）
4) Apert症候群*
5) 軟骨無形成症
6) Marfan症候群
7) エナメル質形成不全(症)
8) 象牙質形成不全症
9) 象牙質異形成症
10) Gardner症候群
11) 基底細胞母斑症候群
12) Peutz-Jeghers症候群
13) von Recklinghausen病
14) Noonan症候群*

B 常染色体劣性遺伝 常劣

1) Papillon-Lefèvre症候群
2) Beckwith-Wiedemann症候群

C 常染色体優性遺伝＋常染色体劣性遺伝 常優 常劣

1) 先天性表皮水疱症*
2) 骨形成不全症
3) 低フォスファターゼ症
4) 大理石骨病*

D 伴性優性遺伝（X連鎖優性遺伝） X優

1) 口腔・顔面・指趾症候群（OFD症候群）*
2) 先天性色素失調症

E 伴性劣性遺伝（X連鎖劣性遺伝） X劣

1) 無汗型外胚葉異形成症
2) 血友病
3) 筋ジストロフィー

F 染色体異常

1) Down症候群（21番染色体）
2) Turner症候群（XO）
3) Klinefelter症候群（XXY・XXXY）
4) Russell-Silver症候群（7番染色体）

G その他

1) Robinシークエンス（Pierre Robin症候群）*
2) 第一第二鰓弓症候群（Goldenhar症候群）
3) Cushing症候群
4) Addison病
5) McCune-Albright症候群
6) Sturge-Weber症候群
7) Melkersson-Rosenthal症候群
8) Ramsay Hunt症候群（Hunt症候群）
9) Frey症候群
10) Heerfordt症候群
11) Plummer-Vinson症候群
12) Eagle症候群（茎状突起過長症）
13) 骨Paget病

Ⅱ．症候群の解説

*は国家試験出題基準に不掲載

A 常染色体優性遺伝 常優 *原因遺伝子*

『PM小児歯科学』も参照

1) 鎖骨頭蓋骨異形成症 *RUNX2*

鎖骨の欠損・低形成，**頭蓋骨癒合・泉門の閉鎖遅延**，**口蓋裂**，永久歯の多数歯埋伏，萌出遅延，乳歯晩期残存を特徴とする先天性骨疾患.

2) Treacher Collins症候群 *TCOF1*

第一・第二鰓弓の発生異常で，**両側性**に生じる顔面（顎骨・頬骨など）低形成（小顎症，小耳症，開咬），口蓋裂，巨口症（横顔裂）を特徴とする先天異常．➡後鼻腔狭窄による気道閉塞に注意.

3) Crouzon症候群（頭蓋顔面異形成症） *FGFR2, FGFR3*

頭蓋骨早期癒合，口蓋裂，**中顔面の低形成（上顎劣成長）**，**両眼開離**，**眼球突出**，外斜視を特徴とする先天異常.

4) Apert症候群（尖頭合指症） *FGFR2**

頭蓋骨早期癒合による尖頭，口蓋裂，両眼開離，眼球突出と合指症を呈する頭蓋顔面異骨症．精神発達遅滞を伴うことがある.

※Crouzon症候群との違いは…**合指症の有無**，精神発達遅延の有無

5) 軟骨無形成症 *FGFR3* 睡眠時無呼吸障害を起こしやすい

低身長で，四肢短縮，**三尖手**，**中顔面の低形成**，**前頭部の突出**の症候がみられる先天性疾患．知的障害はない.

※構造的な鼻咽腔狭窄＋アデノイド・口蓋扁桃肥大→**睡眠時無呼吸障害**が起こりやすい

6) Marfan症候群 *FBN1, TGFBR2* 睡眠時無呼吸障害を起こしやすい

細い四肢骨格（くも状指，扁平足，高身長），**眼**（水晶体脱臼，眼瞼裂斜下），**心血管系**（心不全：弁閉鎖不全）異常を呈する先天異常.

7) エナメル質形成不全（症）

エナメル芽細胞の障害によりエナメル質に限局して形成不全が発症する疾患.

8) 象牙質形成不全症

象牙質と歯髄の形成に異常を呈する疾患（オパール様色沢歯冠，咬耗，短根，歯髄腔・根管の狭窄）．※骨形成不全症を合併することがある．

9) 象牙質異形成症

象牙質に限局して形成異常を認める疾患（乳歯で乳白色，歯髄腔・根管の狭窄）．

10) Gardner症候群

家族性大腸ポリポーシスと多発性骨腫を特徴とする．

原因	癌抑制遺伝子である*APC*や*FAP*遺伝子の異常
臨床所見	多発性ポリープ（大腸ポリポーシス）➡ **癌化**傾向強い 多発性骨腫（頭蓋冠） 類皮囊胞
口腔所見	多発性骨腫（下顎骨，上顎骨） 歯の異常（過剰歯，埋伏歯，萌出異常，歯牙腫，含歯性囊胞）

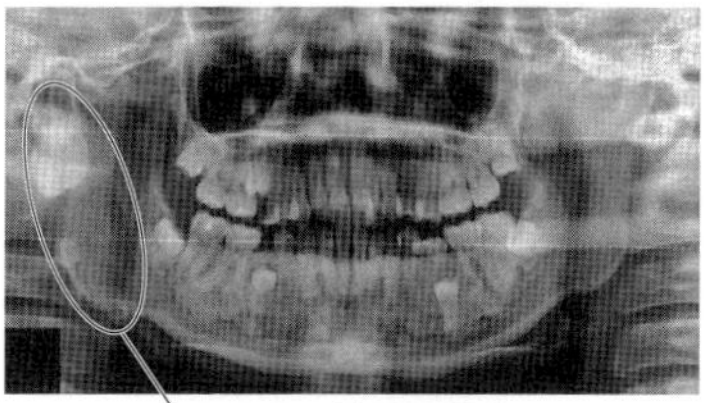

（第113回歯科医師国家試験）

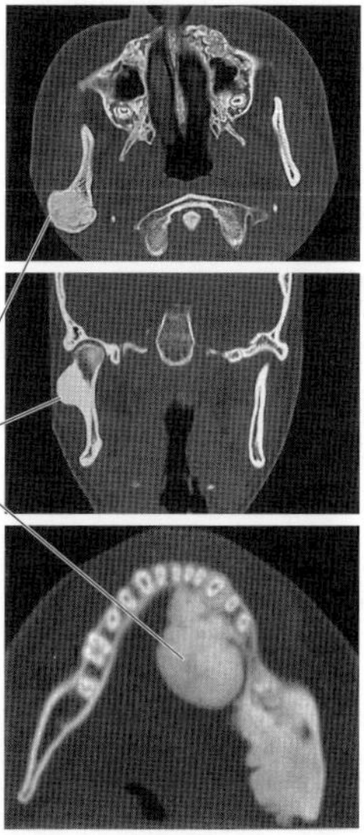

（第104回歯科医師国家試験）

11）基底細胞母斑症候群（basal cell nevus syndrome），Gorlin-Goltz症候群

原因	*Patched1*（*PTCH1*）遺伝子の異常
臨床所見	多発性基底細胞母斑（BCN）…基底細胞癌になる可能性 手掌または足底の小陥凹：掌蹠点状小窩（skin pits） 大脳鎌の石灰化，トルコ鞍異常，二分肋骨，両眼隔離
口腔所見	多発性顎嚢胞（歯原性角化嚢胞） 口蓋裂，下顔面の低形成

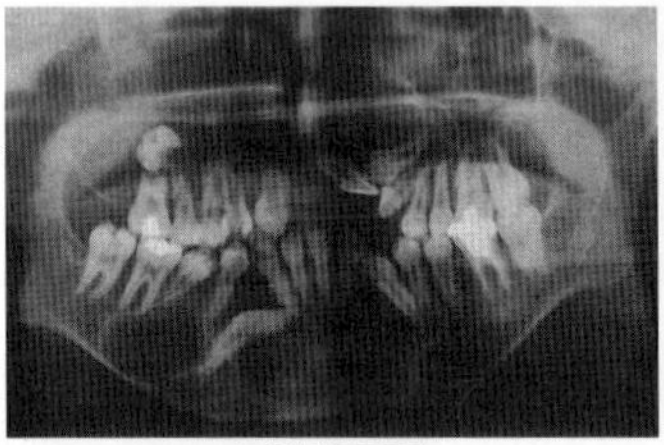

多発性顎嚢胞

（第90回歯科医師国家試験）

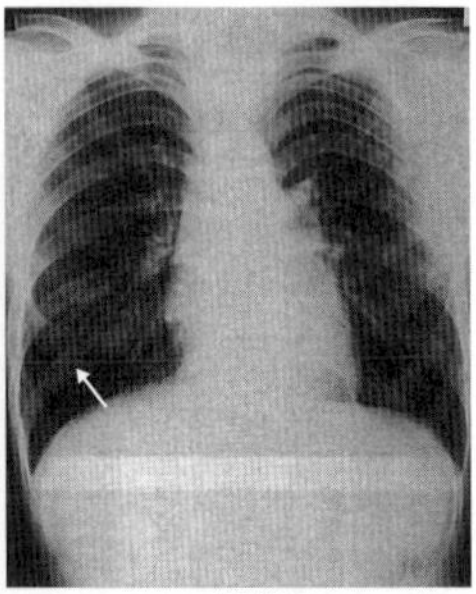

二分肋骨

12）Peutz-Jeghers症候群

皮膚・粘膜の不規則な多発性メラニン色素沈着と消化管の多発性ポリポーシスを主徴とする家族性疾患.

原因	*STK11* 遺伝子の異常
臨床所見	多発性色素斑（手足，結膜・鼻粘膜，皮膚，顔面） 消化管ポリポーシス➡ 癌化傾向強い 乳腺・卵巣・膵臓・大腸などの悪性腫瘍を随伴
口腔所見	多発性色素斑（口唇，頬粘膜）

多発性色素斑

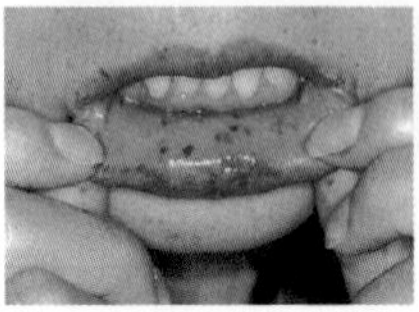

（第103回歯科医師国家試験）

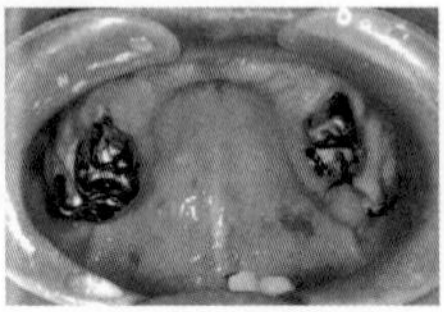

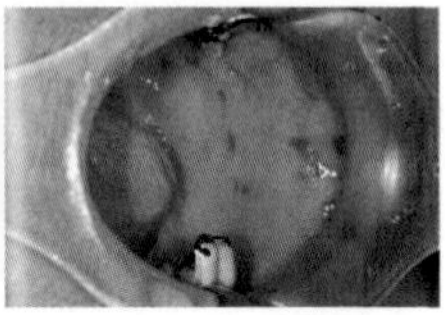

（第107回歯科医師国家試験）

13) von Recklinghausen病

別名は神経線維腫Ⅰ型.

原因	*NF1*遺伝子の異常
臨床所見	全身皮膚や粘膜のメラニン色素斑（カフェオレ斑） 多発性神経線維腫➡まれに**癌化** 眼病変：虹彩小結節（眼の神経線維腫） 骨病変：脊椎側彎症
口腔所見	多発性神経線維腫（舌，口唇，頬粘膜，歯肉）

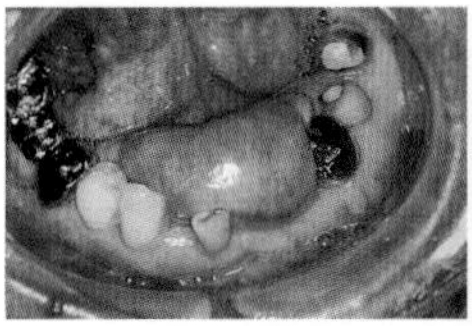

表面滑沢な腫瘤
（神経線維腫）

（第99回歯科医師国家試験）

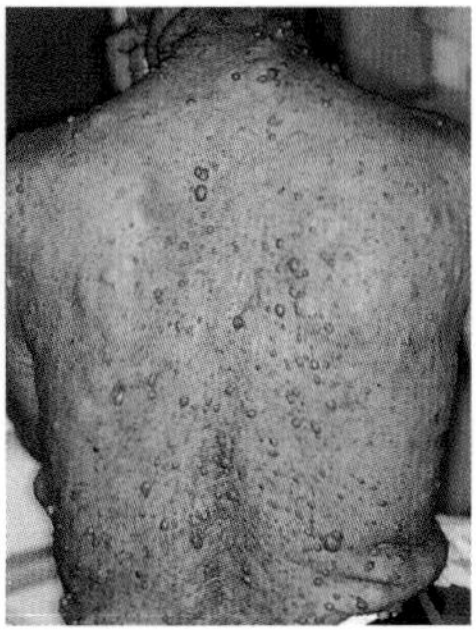

カフェオレ斑と神経線維腫

14) Noonan症候群*

顔面の異常，心奇形，高度の精神発達異常，翼状頸などを特徴とする.

臨床所見	広い額，眼瞼下垂，内眼角贅皮
口腔所見	高口蓋，低位舌，小下顎症

B 常染色体劣性遺伝 常劣

『PM小児歯科学』も参照

1) Papillon-Lefèvre症候群 *CTSC*

掌蹠過角化と高度歯周疾患，乳歯・永久歯の早期脱落を主要症候とする先天異常.

2) Beckwith-Wiedemann症候群（EMG症候群） *IGF2, Kip2*

臍帯脱出（E），**巨舌（M）**，**巨体（G）**を主徴とする．知的障害はない．多くは成人までに消失する.

C 常染色体優性遺伝＋常染色体劣性遺伝 常優 常劣

『PM小児歯科学』も参照

1) 先天性表皮水疱症*

機械的刺激部位に水疱，びらん形成を繰り返し生じ，皮膚や粘膜の瘢痕萎縮による開口障害，舌癒着，エナメル質形成不全，多数歯齲蝕を主要徴候とする疾患．

2) 骨形成不全症 *COL1A1, COL1A2*

Ⅰ～Ⅳ型があり，**易骨折性**（反復性の病的骨折），骨変形，**低身長**，象牙質形成不全を特徴とする先天性結合組織代謝異常．

3) 低フォスファターゼ症 *ALP*

アルカリホスファターゼ（ALP）活性低下による遺伝性の代謝異常を伴う先天異常．**骨形成不全**，歯槽骨の吸収，エナメル質・セメント質形成不全，乳歯早期脱落を特徴とする．

4) 大理石骨病（Albers Shönberg病）*

全身性**骨硬化**病変の総称．常劣：先天型→新生児期に発生．
常優：遅延型→小児期以降に発生．

臨床所見	易骨折性（chalk bone） 骨髄腔の狭窄による造血障害：貧血，出血傾向，肝脾腫 脳神経圧迫：失明，顔面神経麻痺，難聴 易感染性
口腔所見	歯の形成障害，萌出遅延，埋伏歯
注意点	血行が悪いため，齲歯・抜歯後の感染により**顎骨骨髄炎**が生じやすい

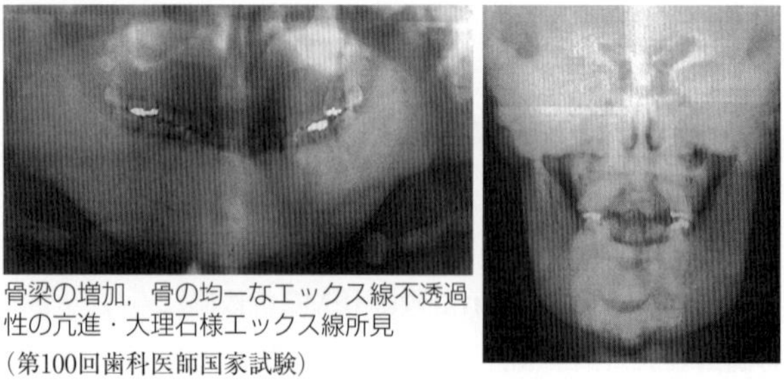

骨梁の増加，骨の均一なエックス線不透過性の亢進・大理石様エックス線所見
（第100回歯科医師国家試験）

D 伴性優性遺伝（X連鎖優性遺伝） X優

1) 口腔・顔面・指趾症候群（OFD症候群）

OFDⅠ型：X優（女性のみ），Ⅱ型：常劣（男女）．

臨床所見	特徴的な顔貌（両眼開離，前頭部の突出など） 顔面指趾異常（合指（趾）症，彎指症，短指症）
口腔所見	**分葉舌，口蓋裂，高口蓋，**過剰歯，エナメル質形成不全，多数歯齲蝕

E 伴性劣性遺伝（X連鎖劣性遺伝） X劣 *EDA*

1) 無汗型外胚葉異形成症 ➡『PM小児歯科学』も参照

無汗症・発毛不全・無歯症などの外胚葉由来組織の形成不全を示す．女性より男性に多い．

F 染色体異常

『PM小児歯科学』も参照

1) Down症候群（21番染色体）

特徴的顔貌（両眼開離，鞍鼻，扁平鼻）がみられ，**心奇形**，**白血病**，**精神発達遅滞**，**低身長**，口蓋裂，巨舌，溝状舌，歯周病早期発症，歯の萌出遅延などを伴う疾患．母親の年齢と発症率が相関（1/700）．**感染(弱)，易頸椎脱臼のため過後屈注意．**

2) Turner症候群（XO）

低身長，**無月経**，性腺発育障害，口蓋裂，歯列不正を特徴とし，**女性に発症**（新生女児の1/2,000）する先天異常．**精神発達遅滞はほとんどない．**

3) Klinefelter症候群（XXY・XXXY）

細身高身長，**精巣の発育不全**，**女性様乳房**，不妊，骨年齢遅延，精神発達遅滞，上下顎前突，口蓋裂を特徴とし，**男性に発症**（新生男児の1/500）する先天異常．タウロドント（長胴歯）が出現する．

> **タウロドント（長胴歯）**
> ・Klinefelter症候群
> ・くる病

4) Russell-Silver症候群（7番染色体）

子宮内発育遅延を伴う低身長，低体重，性発育異常，骨格の非対称，手指の形態異常，高口蓋，嚥下障害を特徴とする先天異常．

1) Robinシークエンス（Pierre Robin症候群）*

小下顎，舌根沈下，上気道閉塞，口蓋裂，心疾患，眼疾患を主徴とする先天異常．→呼吸困難・挿管困難症

2) 第一第二鰓弓症候群（Goldenhar症候群）

第一・第二鰓弓由来の発育異常を伴う**下顎の低形成**（筋突起，関節突起），**耳介低形成**，巨口症，口蓋裂を特徴とする先天異常．**片側性に発症しやすい．**

※眼（眼球結膜類上皮腫）・脊椎奇形を合併➡Goldenhar症候群

- 第一鰓弓：三叉神経支配（咀嚼筋，舌骨上筋群，口蓋帆張筋）
- 第二鰓弓：顔面神経支配（表情筋，舌骨上筋群）

3) Cushing症候群

- 副腎皮質の腫瘍による**副腎皮質ホルモンの過剰産生**（＝機能亢進）に起因する．
- **中心性肥満**，**満月様顔貌**（moonface），身体発育抑制，**骨粗鬆症**，**高血圧**，**高血糖**（＝糖尿病）など．➡**副腎皮質ステロイドの副作用と同じ**

易感染性

血糖↑

- 血清コルチゾール（糖質コルチコイド）↑，ACTH→or↓

4) Addison病（⇔Cushing症候群）

自己免疫の異常による**副腎皮質機能不全**に起因する．メラニン細胞刺激ホルモンが活性化され，**皮膚・粘膜（頬粘膜・口唇）の色素沈着**を認める．食欲不振，全身衰弱，無力症も認める．

『PM小児歯科学』も参照

CHECK! Cushing症候群とCushing病の違い

・Cushing症候群は副腎皮質の腫瘍などによって，糖質コルチコイドが上昇↑
・Cushing病（ACTH依存性Cushing症候群）は下垂体腺腫によって，ACTHと糖質コルチコイドがともに上昇↑↑

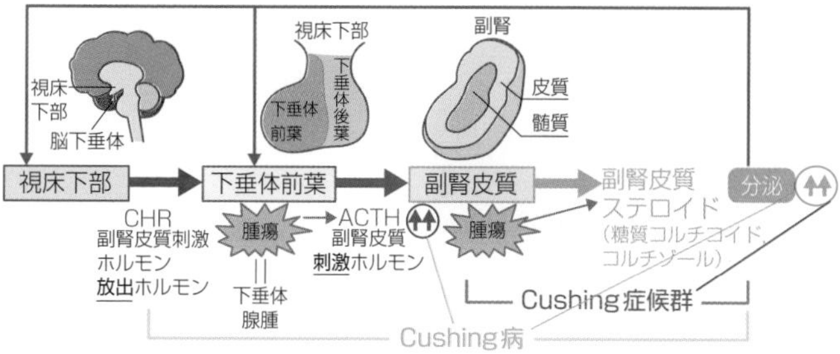

5) McCune-Albright症候群（別名：多骨性線維性異形成症）

臨床所見	全身の骨に多骨性線維性異形成症（顎骨を含む） 全身皮膚の色素斑（カフェオレ斑） 内分泌異常：女性の性的早熟➡男性では示さない． **血清アルカリホスファターゼ↑**
口腔所見	顎骨の無痛性膨隆（線維性異形成症）

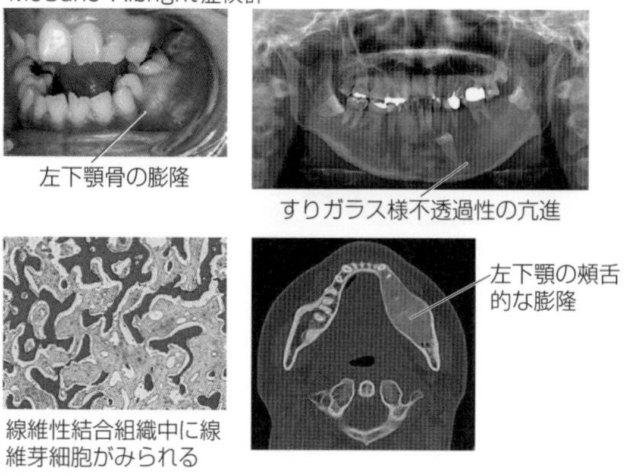

（第112回歯科医師国家試験）

McCune-Albright症候群

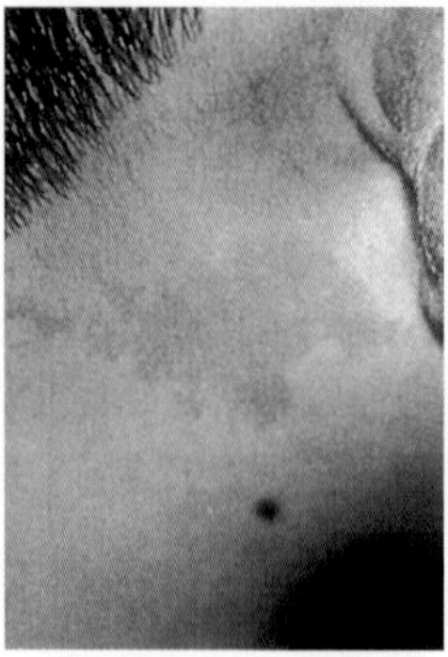

カフェオレ斑

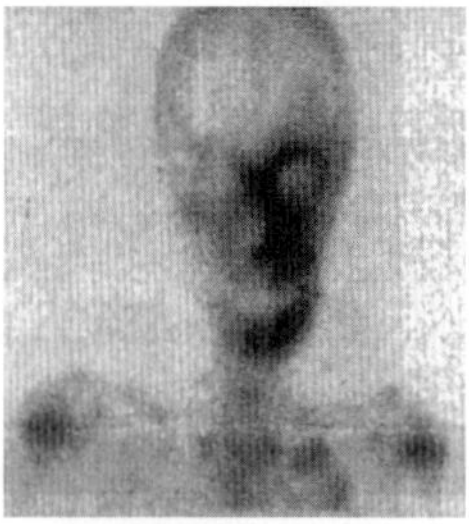

骨シンチグラムの集積

（第98 回歯科医師国家試験）

6) Sturge-Weber症候群

顔面の広範な**血管腫**，**眼病変**，**脳神経症状**を特徴とする．

臨床所見	皮膚症状（顔面**血管腫**による）：毛細血管奇形，三叉神経第1,2枝領域に多い，ポートワイン母斑 中枢神経症状（脳軟膜**血管腫**による）：**てんかん**，**精神遅滞**，**大脳の石灰化** 眼症状（眼球**血管腫**による）：緑内障（牛眼）
口腔所見	**血管腫**
注意点	**大出血に注意**

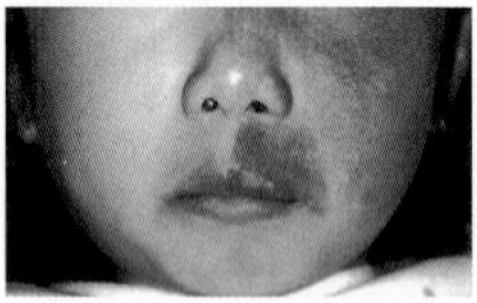

三叉神経第２枝領域の顔面血管腫（ポートワイン母斑）

（第110回歯科医師国家試験）

7) Melkersson-Rosenthal症候群

小児期または思春期に好発し，上下口唇と顔面の**無痛性腫脹**，**顔面神経麻痺**，**溝状舌**を特徴とする．

臨床所見	顔面神経麻痺（表情筋麻痺，舌前方2/3の味覚異常，唾液分泌低下）
口腔所見	口唇の無痛性腫脹（肉芽腫性口唇炎）➡特に上口唇の腫脹が発作性にみられる． 溝状舌

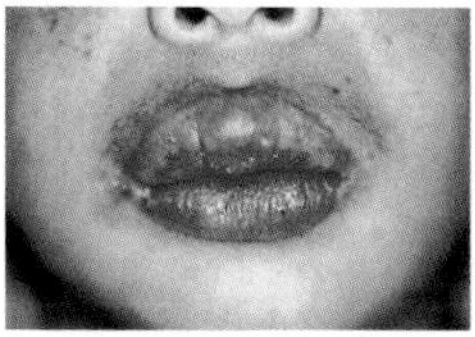

肉芽腫性口唇炎
（第95回歯科医師国家試験）

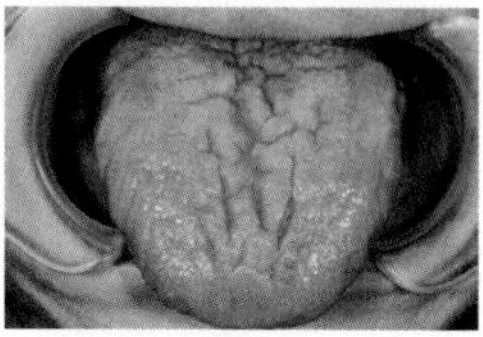

溝状舌
（第113回歯科医師国家試験）

8) Ramsay Hunt症候群（Hunt症候群）

原因	顔面神経の**膝神経節**に潜伏感染していた**水痘・帯状疱疹ウイルス**（VZV）が，宿主の免疫能の低下などを背景に**再活性化**することにより発症．
臨床所見	末梢性顔面神経麻痺 Chapter 6　p.110参照！ （表情筋麻痺，舌前方2/3の味覚異常，唾液分泌低下，聴覚過敏，涙液分泌低下） 外耳道や耳介周囲皮膚の水疱形成（帯状疱疹） 第Ⅷ脳神経症状（めまい，難聴，耳鳴り）
口腔所見	**口蓋帆の水疱形成（帯状疱疹）**
治療	原因療法…抗ウイルス薬の投与 対症療法…　顔面神経麻痺：副腎皮質ステロイド，ビタミンB群複合体，ビタミンB_{12}製剤，ATP製剤 神経痛様疼痛：非ステロイド性抗炎症薬（NSAIDs）

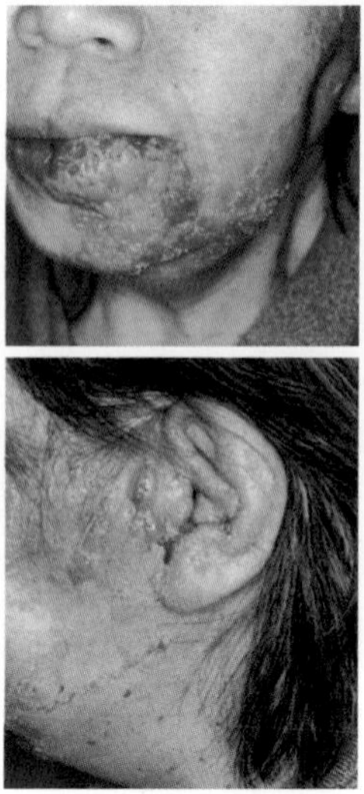

三叉神経第３枝領域の水疱形成
（第111回歯科医師国家試験）

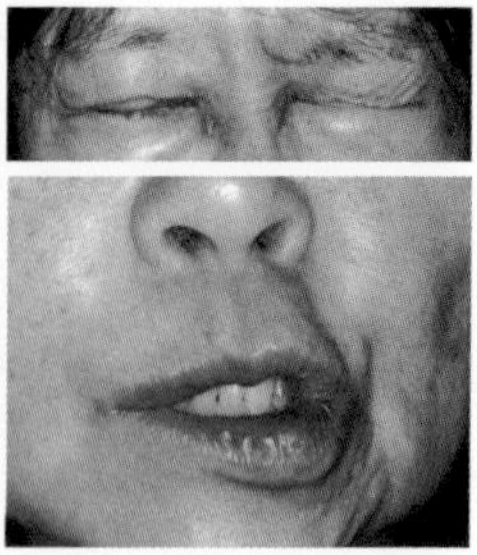

右側閉眼困難と右側の鼻唇溝消失
（第113回歯科医師国家試験）

9) Frey症候群

原因	耳下腺手術や外傷による耳下腺損傷
臨床所見	**唾液分泌刺激**➡耳下腺部・側頭部・頬部皮膚の**発赤，発汗，灼熱感**

10) Heerfordt症候群

サルコイドーシスの一種．

臨床所見	**耳下腺・涙腺腫脹，眼のぶどう膜炎，顔面神経麻痺，発熱**
口腔所見	**口腔乾燥**

11) Plummer-Vinson症候群

鉄欠乏性貧血, **舌炎**, **嚥下困難**を特徴とする疾患. 中年以降の女性に好発する.

臨床所見	鉄欠乏性貧血 (動悸, 息切れ, 易疲労感, 顔面・口腔粘膜・口唇の蒼白) スプーン状の爪 嚥下困難(上部消化管粘膜の萎縮➡胃酸分泌低下)
口腔所見	平滑舌(舌乳頭が萎縮して平坦となる) 舌炎(舌の灼熱感, 疼痛) 口角炎
検査	小球性低色素性貧血(MCV・MCH↓), 血清鉄(Fe)↓, 血清フェリチン↓, UIBC(不飽和鉄結合能)↑, TIBC(総鉄結合能)↑
治療	鉄剤投与

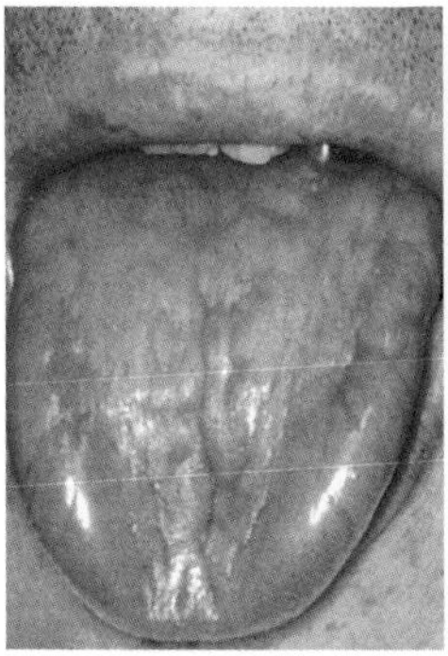

平滑舌
(第99回歯科医師国家試験)

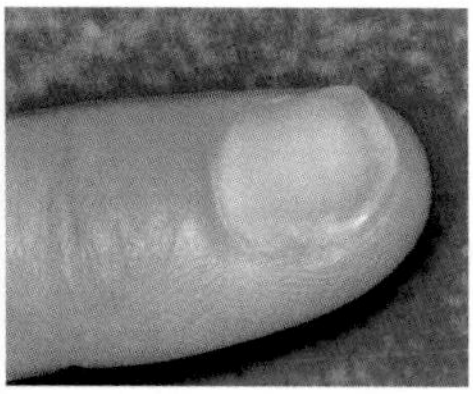

スプーン状の爪

CHECK! Hunter舌炎

原因	**ビタミンB_{12}の欠乏**
臨床所見	悪性貧血(大球性正色素性貧血), 核の右方移動
口腔所見	舌糸状乳頭の萎縮, 舌の発赤・灼熱感(ヒリヒリ感)

12) Eagle症候群（茎状突起過長症）

原因	茎状突起の過長または茎突舌骨靱帯の骨化により舌咽神経，頸動脈が圧迫され種々の咽喉頭部不快感を呈する疾患
臨床所見	頸部・咽頭部の疼痛，顔面痛，頭痛，耳鳴り
口腔所見	舌運動時疼痛，嚥下痛および困難
治療法	・保存療法：カルバマゼピン，フェニトイン内服，舌咽神経ブロック ・外科的切除

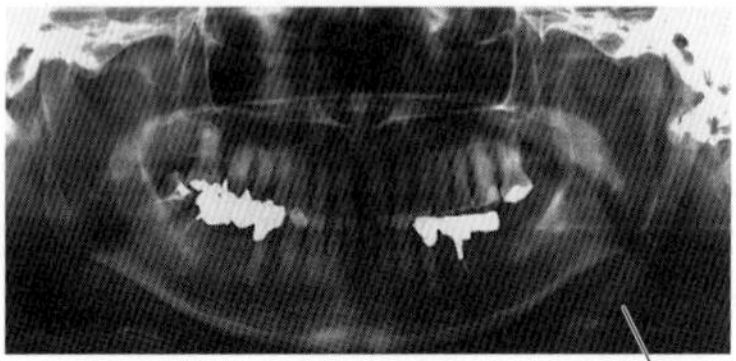

（第105回歯科医師国家試験）

13) 骨Paget病

原因	骨の代謝異常（骨吸収と骨硬化が混在）
臨床所見	易骨折性，造血障害，脳神経症状
口腔所見	骨髄炎，骨折

Ⅲ. 症候による分類（太字は最低限覚えましょう）

A メラニン色素沈着を伴う疾患

①**Addison病**　②**McCune-Albright症候群**
③**Peutz-Jeghers症候群**　④**von Recklinghausen病**
⑤Russell-Silver症候群　⑥色素性母斑
⑦悪性黒色腫　⑧黒色表皮腫

B 高口蓋を伴う症候群

①**鎖骨頭蓋骨異形成症**　②**Crouzon症候群**　③**Down症候群**
④**Marfan症候群**　⑤**Treacher Collins症候群**　⑥**Turner症候群**

⑦Apert症候群　⑧Noonan症候群

⑨Robinシークエンス(Pierre Robin症候群)

⑩Russell-Silver症候群　⑪猫鳴き症候群

C 口蓋裂を伴う症候群

➡上顎劣成長，低形成➡気道狭窄 ◀睡眠時無呼吸障害を起こしやすい

①**鎖骨頭蓋骨異形成症**　②**Crouzon症候群**　③**Down症候群**

④**Marfan症候群**　⑤**Treacher Collins症候群**　⑥**Turner症候群**

⑦Apert症候群　⑧Noonan症候群

⑨Robinシークエンス(Pierre Robin症候群)　⑩猫鳴き症候群

⑪Klinefelter症候群　⑫OFD症候群

⑬**第一第二鰓弓症候群**，Goldenhar症候群

D 反対咬合を伴う症候群(疾患)

➡上顎劣成長で小下顎を伴わないもの(①～④)もしくは下顎過成長(⑤，⑥)

①**鎖骨頭蓋骨異形成症**　②**Crouzon症候群**　③**Down症候群**

④**Beckwith-Wiedemann症候群**　⑤**アクロメガリー**

⑥Apert症候群

E 小下顎症(下顎劣成長)を呈する症候群

➡舌根沈下➡気道狭窄 ◀睡眠時無呼吸障害を起こしやすい

①**第一第二鰓弓症候群**，Goldenhar症候群

②Noonan症候群　③Robinシークエンス(Pierre Robin症候群)

④**Treacher Collins症候群**　⑤Turner症候群

⑥Russell-Silver症候群

※後天的な原因としては，幼少時における顎関節強直症，下顎骨骨髄炎，関節突起骨折など．

F 上下顎前突を呈する症候群

①Klinefelter症候群

G 横顔裂を呈する症候群

①第一第二鰓弓症候群，Goldenhar症候群

②Treacher Collins症候群

H 巨舌を呈する疾患

①Down症候群　②Beckwith-Wiedemann症候群

③甲状腺機能低下症　④アミロイドーシス　⑤クレチン病

I 溝状舌を呈する疾患

①クレチン病　②Down症候群

③Crouzon症候群　④Melkersson-Rosenthal症候群

J 顎骨内に異常を伴う症候群（疾患）

①Gardner症候群（骨腫）　②基底細胞母斑症候群（多発性顎嚢胞）

③Langerhans細胞性組織球症（好酸球肉芽腫）

④McCune-Albright症候群（線維性異形成症）

⑤大理石骨病（骨硬化病変，骨髄炎）　⑥骨Paget病（骨髄炎）

K 頭蓋縫合の閉鎖異常をきたす症候群

(1) 閉鎖遅延

①鎖骨頭蓋骨異形成症

(2) 早期閉鎖

①Crouzon症候群　②Apert症候群

L 悪性腫瘍の発生に注意すべき症候群

①Gardner症候群（大腸）

②Peutz-Jeghers症候群（小腸，大腸，胃，子宮，鼻など）

③Down症候群（白血病）

M 顔面神経麻痺を伴う症候群（疾患）

①Melkersson-Rosenthal症候群　②Ramsay Hunt症候群

③Heerfordt症候群　④Bell麻痺（特発性末梢性顔面神経麻痺）

N 低身長を伴う症候群

①軟骨無形成症　②骨形成不全症　③Down症候群

④Turner症候群　⑤Russell-Silver症候群

O 歯の形態異常を伴う症候群（疾患）

①先天性表皮水疱症（エナメル質形成不全）

②甲状腺機能亢進症（Basedow病）（エナメル質形成不全）

③**甲状腺機能低下症**（クレチン病）（エナメル質・象牙質形成不全，矮小歯，円錐歯，癒合歯）

④**特発性上皮小体（副甲状腺）機能低下症**（エナメル質形成不全）

⑤**偽性上皮小体（副甲状腺）機能低下症**（エナメル質・象牙質形成不全，短根歯）

⑥**鎖骨頭蓋骨異形成症**（エナメル質形成不全）

⑦**くる病**（エナメル質・象牙質形成不全，タウロドント）

⑧先天性色素失調症（形成不全，円錐歯）

⑨**エナメル質形成不全症**（Turner歯）

⑩**無汗型外胚葉異形成症**（矮小歯，栓状歯，円錐歯，歯槽骨形成不全）

⑪**低フォスファターゼ症**（エナメル質・セメント質形成不全）

⑫**骨形成不全症**（象牙質形成不全）

⑬象牙質異形成症（歯髄腔，根管の狭窄）

⑭**Klinefelter症候群**（タウロドント）

⑮**Down症候群**（矮小歯，栓状歯，円錐歯，癒合歯，短根歯）

⑯Turner症候群（矮小歯，短根歯）

⑰梅毒（Hutchinson歯，Fournier歯）

⑱Russell-Silver症候群（矮小歯）

P 多数歯埋伏を伴う症候群（疾患）

①鎖骨頭蓋骨異形成症

②Gardner症候群

（①②）過剰歯もある

③大理石骨症

④甲状腺機能低下症（先天性：クレチン病）

⑤Down症候群（※歯数の異常はあるが，過剰歯はみられない）

Q 歯の先天欠如を伴う症候群（疾患）

①無汗型外胚葉異形成症（完全無歯症，部分的無歯症）

②Turner症候群　③Down症候群　④先天性色素失調症

R 萌出遅延を伴う症候群（疾患）

①Turner症候群　②Down症候群　③鎖骨頭蓋骨異形成症

④くる病　⑤軟骨無形成症　⑥甲状腺機能低下症（クレチン病）

⑦特発性上皮小体（副甲状腺）機能低下症

⑧偽性上皮小体（副甲状腺）機能低下症

⑨下垂体性小人症　⑩先天性梅毒

S 乳歯晩期残存を伴う症候群（疾患）

①鎖骨頭蓋骨異形成症　②下垂体性小人症　③クレチン病

T 乳歯の早期脱落を伴う症候群（疾患）

①甲状腺機能亢進症（Basedow病）　②低フォスファターゼ症

③Papillon-Lefèvre症候群

U 歯周炎を随伴する遺伝疾患

①家族性周期性好中球減少症　②**Down 症候群**
③白血球接着能不全症候群　④**Papillon-Lefèvre 症候群**
⑤Chédiak-Higashi 症候群　⑥組織球症症候群
⑦小児遺伝性無顆粒症　⑧グリコーゲン代謝疾患
⑨Cohen 症候群　⑩Ehlers-Danlos 症候群（Ⅳ・Ⅷ型）
⑪**低ホスファターゼ症**

付1 自己免疫疾患（全身性 ，臓器特異的 ）

免疫系が正常な自己組織を「非自己」とみなして，免疫応答を起こす状態を自己免疫といい，それにより生じる疾患を自己免疫疾患という．

疾患	
1）関節リウマチ	膠原病…全身の結合組織にフィブリン変性をみる疾患群
2）全身性エリテマトーデス	
3）円板状エリテマトーデス	
4）全身性強皮症	
5）Behçet 病	
6）橋本病	
7）Addison 病	『PM 小児歯科学』も参照
8）Basedow 病	
9）Sjögren 症候群	続刊「唾液腺疾患」の項参照
10）IgG4 関連疾患（Mikulicz 病）	
11）尋常性天疱瘡	続刊「口腔粘膜疾患」の項参照
12）類天疱瘡	
13）特発性血小板減少性紫斑病（ITP）	続刊「血液疾患」の項参照
14）悪性貧血	
15）SAPHO 症候群	膠原病
16）I 型（インスリン依存型）糖尿病	続刊「炎症」の項参照

1）関節リウマチ　rheumatoid arthritis（RA）

多発性の滑膜関節炎を主病変とする全身性炎症性疾患．

・左右対称性，多発性の**関節痛**と同時に**関節の変形**やこわばり（**拘縮**）を伴う．

・手足の小関節（手指・足趾）に多くみられる．

・顎関節に生じると**開口障害**（➡歯周炎の悪化），**クレピタス**が出現．

詳細はChapter 4　p.69参照

さらに進行すると下顎骨が吸収し，下顎後退位（➡睡眠時無呼吸障害の原因）・前歯部開咬となる．

・抗CCP抗体，リウマトイド因子（RF）が陽性

・**全身的療法**：関節痛にはNSAIDs．病態に対しては副腎皮質ステロイドや免疫抑制薬，分子標的薬の投与

・**顎関節の治療**：スタビライゼーション型スプリント，ヒアルロン酸の関節腔内投与，外科療法

2) 全身性エリテマトーデス　systemic lupus erythematosus（SLE）

皮膚，関節，中枢神経系や腎臓など全身の臓器が障害される自己免疫疾患．

・20～30歳代の女性に好発

・関節痛，発熱

・**顔面蝶形紅斑**：皮膚の毛細血管拡張によって起こる

・**Raynaud現象**：寒冷刺激や精神的緊張などによって誘発される血管攣縮による指（趾）先などの皮膚の色調変化であり，蒼白，紫色（チアノーゼ），発赤の順に3相性の色調変化する現象

・日光過敏，精神・中枢神経症状，腎症状など

・口腔内潰瘍

・白血球減少，リンパ球の減少，血小板減少，溶血性貧血，血清γグロブリン値増加，抗核抗体陽性

・**治療法**：副腎皮質ステロイドの長期投与（➡副腎皮質機能不全に注意），重篤な場合は免疫抑制薬．口腔内には副腎皮質ステロイド軟膏塗布

3) 円板状エリテマトーデス　discoid lupus erythematosus（DLE）

SLEと同様の機序だが，皮膚に限局するもの．

4) 全身性強皮症　systemic sclerosis（SSc）

手指，顔面に限局する限局皮膚硬化型と，皮膚硬化が躯幹にまで及ぶ

びまん皮膚硬化型がある.

・皮膚の浮腫性硬化（開口障害，嚥下障害も起こることがある）

・ Raynaud 現象

・**仮面様顔貌**　※Parkinson 病でもみられる

5) Behçet 病

口腔粘膜のアフタ性潰瘍，皮膚症状，眼症状，外陰部潰瘍の4つの症状を主症状とする慢性再発性で，難治性の全身性炎症性疾患．病因は不明であり，自己免疫疾患であると考えられてもいる.

・**口腔粘膜の再発性アフタ性潰瘍**

・**皮膚症状：結節性紅斑，毛嚢炎様皮疹，血栓性静脈炎**

・**眼症状：虹彩毛様体炎，網膜ぶどう膜炎**

・**外陰部潰瘍**

・HLA-B51 抗原陽性，（HLA-A26 抗原陽性）
・皮膚の針反応（needle puncture）の陽性

・ 治療法 ：副腎皮質ステロイド，免疫抑制薬，分子標的薬の投与.
　　　　　口腔内には副腎皮質ステロイド軟膏塗布.

付2 代謝・内分泌疾患

1) 甲状腺	甲状腺機能亢進症：Basedow 病
	甲状腺機能低下症：先天性はクレチン病，大部分は慢性甲状腺炎（橋本病）
2) 副甲状腺	副甲状腺機能亢進症
	副甲状腺機能低下症
3) 副腎皮質	副腎皮質機能亢進症：Cushing 症候群，原発性アルドステロン症，続発性アルドステロン症
	副腎皮質機能低下症：Addison 病
4) 下垂体	下垂体機能亢進症：先端巨大症（アクロメガリー），下垂体性巨人症
	下垂体機能低下症：下垂体性小人症

『PM小児歯科学』も参照

※注意点：

・甲状腺機能亢進症患者：**高血圧**，**頻脈**，**不整脈**が多い．また抜歯などの ストレス による**甲状腺クリーゼ**と呼ばれるショックを起こすリスクがある．

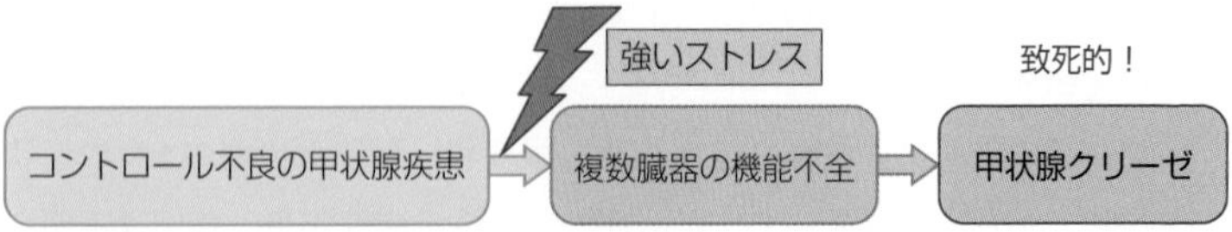

・甲状腺機能低下症患者：**低血圧**，**徐脈**が多い．甲状腺ホルモンを投与して処置を行うこともある．

・副腎皮質機能低下症患者：リウマチ性疾患や自己免疫疾患などでステロイド療法を受けていることが多い→抜歯などのストレスによる**副腎クリーゼ**と呼ばれるショックを起こすリスクあり．ステロイドカバーや感染予防が重要！

4) 下垂体

＜脳下垂体から分泌されるホルモン＞

・成長ホルモン（GH）➡過剰分泌：**先端肥大症（アクロメガリー）**

・副腎皮質刺激ホルモン（ACTH）➡過剰分泌：**Cushing病**（高血圧，糖尿病，骨粗鬆症，生理不順，肥満など）ACTH↑，血清コルチゾール（糖質コルチコイド）↑

・甲状腺刺激ホルモン（TSH）

➡過剰分泌：**下垂体性TSH分泌亢進症**

➡TSH低値：**Basedow病**（多汗，体重減少，食欲亢進，手の震え（振戦），眼球突出，動悸など）

↓

TSH受容体に対する自己抗体を勝手に産生

↓

持続的に甲状腺を刺激→甲状腺ホルモン（遊離型T3・T4）を過剰分泌→TSH↓

・プロラクチン（PRL）➡過剰分泌：**プロラクチノーマ**（月経不順，無月経，乳汁分泌）

下垂体機能亢進症〔先端巨大症(アクロメガリー), 末端肥大症, 先端肥大症〕

下垂体腫瘍(下垂体腺腫) などにより**GHの過剰分泌**を生じ, 骨・軟部組織, 諸臓器の異常な発育と代謝異常をきたす疾患.

臨床所見	**高身長**, **手足の腫大**, 発汗の増加, 高血糖, 脂質異常症, 高血圧
口腔所見	**口唇肥大**, **下顎の突出(下顎前突)**, **巨舌**➡睡眠時無呼吸症の合併
画像所見	**側方頭部エックス線規格写真にてトルコ鞍の拡大**
治療	下垂体腫瘍については手術療法もしくは放射線療法 下顎前突症には**根本的治療が終了してから**顎矯正手術を行う.

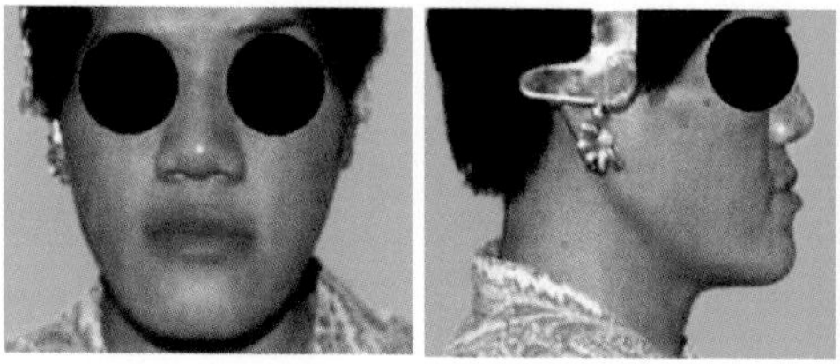

下唇の肥大と下顎前突症
(第106回歯科医師国家試験)

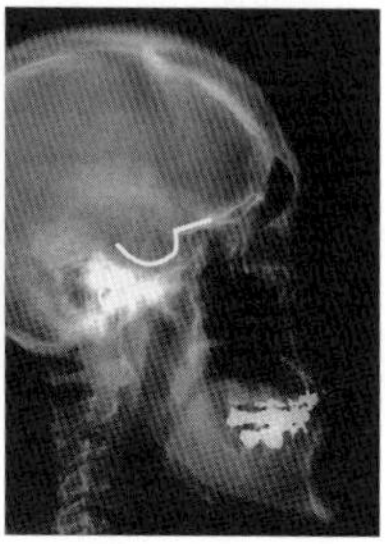

トルコ鞍の拡大

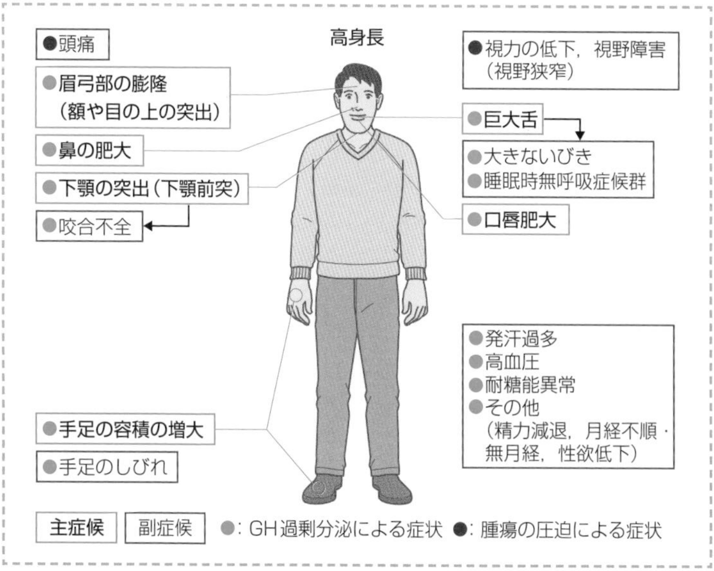

Chapter 4

顎関節疾患

Check Point

- 顎関節の構造を説明できる.
- 顎関節に関する疾患の病態，臨床症状，検査を説明できる.

I. 総論

A 顎関節の構造

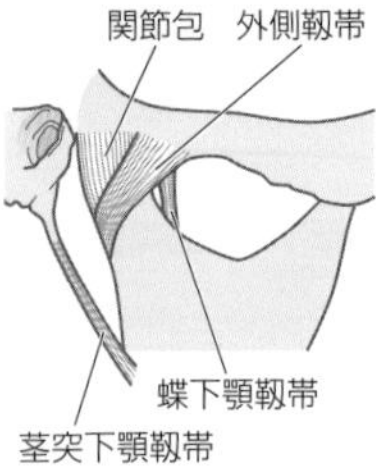

顎関節とその周囲靱帯

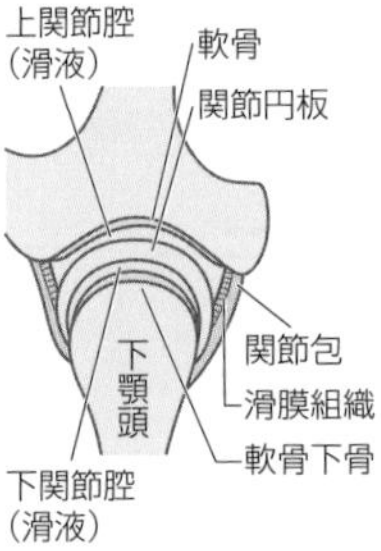

顎関節の構成組織
(前頭断)

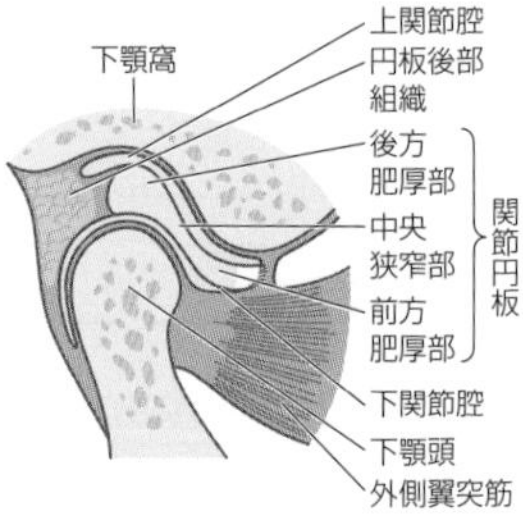

顎関節の構成組織 (矢状断)
(口腔外科学，第4版．より)

CHECK!
顎関節の血管と支配神経

栄養動脈：浅側頭動脈，顎動脈
支配神経：耳介側頭神経(関節包周囲などの感覚を支配)，咬筋神経(咬筋に分布して運動を支配)，後深側頭神経(側頭筋に分布して運動を支配)

コラム：顎関節の機能

顎関節部の円板後方部軟組織には豊富な血管網が分布し，静脈叢が発達している．開口時にこの部位が伸展し，閉口時には収縮することにより血流が生じる．すなわち，顎関節は血液ポンプの役割がある．顎運動の重要性が理解できる．

B 顎関節および咀嚼筋疾患の分類

顎関節・咀嚼筋の疾患あるいは障害（日本顎関節学会，2014 年）

A．顎関節の疾患あるいは障害（temporomandibular joint diseases or disorders）
- 1．先天異常・発育異常（congenital or growth abnormality）
  - 1）下顎骨関節突起欠損（aplasia of the condylar process）
  - 2）下顎骨関節突起発育不全（hypoplasia of the condylar process）
  - 3）下顎骨関節突起肥大（hyperplasia of the condylar process）
  - 4）先天性二重下顎頭（congenital bifid condyle）
- 2．外傷（trauma）
  - 1）顎関節脱臼（luxation of the temporomandibular joint）
  - 2）骨折（下顎骨関節突起，下顎窩，関節隆起）（fracture of the condylar process, articular fossa and/or articular eminence）
- 3．炎症（inflammation）
  - 1）非感染性顎関節炎（noninfectious arthritis, sprains, strains）
  - 2）感染性顎関節炎（infectious arthritis）
- 4．腫瘍および腫瘍類似疾患（neoplasm and allied diseases）
- 5．顎関節強直症（ankylosis of the temporomandibular joint）
  - 1）線維性（fibrous）
  - 2）骨性（osseous）
- 6．上記に分類困難な顎関節疾患（unclassified other diseases of the temporomandibular joint）（特発性下顎頭吸収 idiopathic progressive condylar resorption など）

B．咀嚼筋の疾患あるいは障害（masticatory muscle diseases or disorders）
- 1．筋萎縮（amyotrophia）
- 2．筋肥大（myopachynsis）
- 3．筋炎（myositis）
- 4．線維性筋拘縮（myofibrotic contracture）
- 5．腫瘍（neoplasia）
- 6．咀嚼筋腱・腱膜過形成症（masticatory muscle tendon–aponeurosis hyperplasia）

C．顎関節症（顎関節・咀嚼筋の障害）（most common temporomandibular disorders）

D．全身疾患に起因する顎関節・咀嚼筋の疾患あるいは障害（temporomandibular joint and/or masticatory muscle diseases or disorders caused by systemic diseases）
- 1．自己免疫疾患（autoimmune diseases）
  （関節リウマチ* rheumatoid arthritis of the temporomandibular joint など）
- 2．代謝性疾患（metabolic diseases）
  （痛風** gouty arthritis of the temporomandibular joint など）

註1：咀嚼筋の疾患あるいは障害については，比較的発現がみられ，鑑別可能なものだけを挙げた．

註2：2001 年改訂の顎関節疾患の分類の外傷性顎関節炎は，3．炎症　1）非感染性顎関節炎に含める．

註3：*，**の用語は，それぞれ国家試験出題基準のリウマチ性顎関節炎，痛風性顎関節炎と同義である．

C 顎関節疾患の画像検査の種類と目的

(1) 単純エックス線撮影法

（側斜位経頭：Schüller法など）

➡下顎頭の位置・形態（不鮮明）

(2) パノラマエックス線撮影法

①顎関節パノラマ4分割撮影法

➡下顎頭の位置（開閉口運動制限），形態，滑走運動

②パノラマエックス線撮影法

➡下顎頭の位置・形態，石灰化物の有無（全体像）

（(1)・(2) → 顎関節疾患のスクリーニング）

(3) 歯科用コーンビームCT（CBCT）

➡下顎頭の位置・形態（明瞭）：骨吸収・添加

(4) コンピュータ断層撮影（CT）

➡下顎頭の位置・形態（明瞭）

(5) 磁気共鳴撮像法（MRI）

➡関節円板の位置・形態，関節液貯留（joint effusion）・性状

下顎頭の形態・骨髄の状態，顎関節周囲組織

MRI（T2強調像）

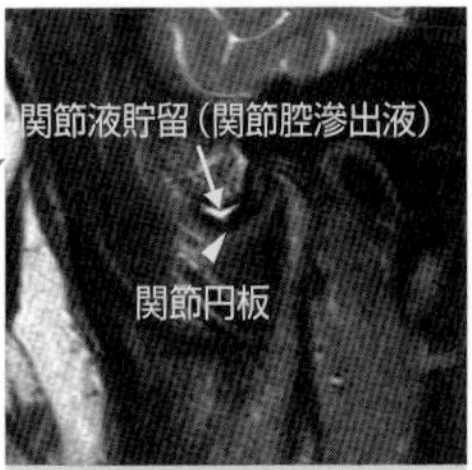

【関節液貯留の原因】
- 顎関節症（機械的ストレスによる滑膜炎）
- 顎関節炎
- 顎関節リウマチ
- 滑膜性骨軟骨腫症

(6) 顎関節腔造影

顎関節の関節腔にヨード系造影剤を注入することで腔との境界を明示.

➡関節円板の性状・穿孔・癒着

(7) 関節鏡検査

関節腔内の直接観察・動的観察・組織の生検

➡関節円板の穿孔・癒着，滑膜の性状

(8) 核医学検査（RI）

①テクネシウム（^{99m}Tc-MDP）：骨シンチグラフィ

Ⅱ．先天異常および発育異常

A 下顎骨関節突起欠損（下顎頭欠損）

1）特徴

・先天性下顎頭無形成と先天性下顎頭減形成がある．

・きわめてまれ．先天性のものは第一，第二鰓弓の発育異常．

・外耳，中耳および下顎枝の無形成，形成不全を合併することがある．

2）症状

片側性：下顔面の変形・非対称（オトガイは患側偏位する）
開口時の顎運動偏位

両側性：小下顎，開咬，下顎後退

3）治療法

骨移植，下顎頭付き再建プレートによる下顎頭・下顎枝再建術

CHECK! 下顎頭欠損と関連する症候群

・第一第二鰓弓症候群（両側），Goldenhar症候群（片側）
・Treacher Collins症候群（両側）

B 下顎骨関節突起肥大（下顎頭肥大）・下顎頭過形成

1）特徴

・きわめてまれ．

・炎症，外傷，遺伝，ホルモン異常などによるが，ほとんどは後天的原因．

・片側性に発生することが多い．

・両側性に発症する場合は，先端巨大症の部分症である場合がある．

2）症状

・下顎枝長の延長．オトガイは健側偏位する．交叉咬合．開咬．（臼歯部開咬）

3) 治療法

・下顎頭切除術，顎関節置換術

・顎変形症治療手術

・先端巨大症の場合➡経鼻的下垂体腫瘍摘出術

※発育増大するので，成長が十分止まった後に手術を行う

C 下顎骨関節突起発育不全

1) 特徴

・特発性関節突起発育不全と二次性関節突起発育不全がある．

・特発性➡原因不明

二次性➡乳幼児期に罹患した中耳炎の波及，外傷，放射線照射などが原因

・片側性に発生することが多い．

2) 症状

片側性：下顔面の変形・非対称 ＜ オトガイは患側偏位する

開口時の顎運動偏位

両側性：小下顎，開咬，下顎後退

3) 治療法

・顎関節形成術（顎骨形成術）

・上下顎骨延長術

・顎矯正手術（顎変形症に準じた）

D 筋突起過形成，肥大症，過長症

1) 特徴・症状

・無痛性の開口障害

・顎関節症や顎関節強直症との鑑別

2) 治療法

・筋突起切除術

Ⅲ．顎関節の外傷

A 関節突起骨折（Chapter 5 p.93参照）

	定義	症状	治療
顎関節挫傷	関節包，靭帯の断裂を伴わない軟組織損傷．	・疼痛 ・顎運動障害	・安静 ・NSAIDs
顎関節捻挫	外側靭帯，関節包，関節円板，関節円板後部組織などの軟組織損傷が生じている状態．	・疼痛，腫脹 ・耳珠前方の皮下出血 ・顎運動障害	・安静 ・NSAIDs ・上関節腔洗浄療法
外傷性（顎）関節炎	顎関節に加わった力により滑膜，軟骨，円板後部結合組織に惹起された急性炎症状態．	・疼痛 ・有痛性開口障害 ・関節雑音	・安静 ・NSAIDs ・冷湿布 ・上関節腔洗浄療法

B 顎関節脱臼

1）定義

下顎頭が関節可動域を超えて，下顎窩から逸脱し，自力で整復できなくなった状態．

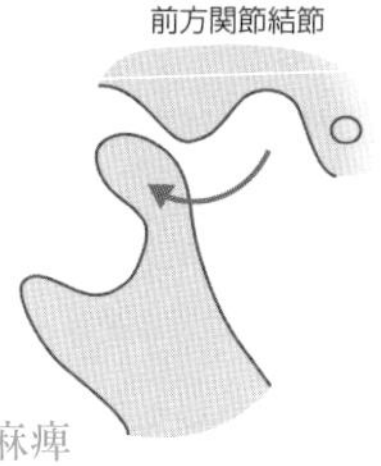

2）誘因

・あくび，歯科治療時や全身麻酔による大開口

・長期臼歯部欠損，交叉咬合などの咬合不全

・関節突起骨折

・脳梗塞やくも膜下出血などの脳血管障害による運動麻痺

・Parkinson病の錐体外路症状による筋の不調和

・てんかん

3）原因（素因）

・平坦な下顎頭・関節結節．前方が急峻な傾斜を呈している

・下顎角が開大したlong face

・関節包・靭帯の弛緩

・円板後部組織の伸展と弛緩

・加齢変化

4) 症状

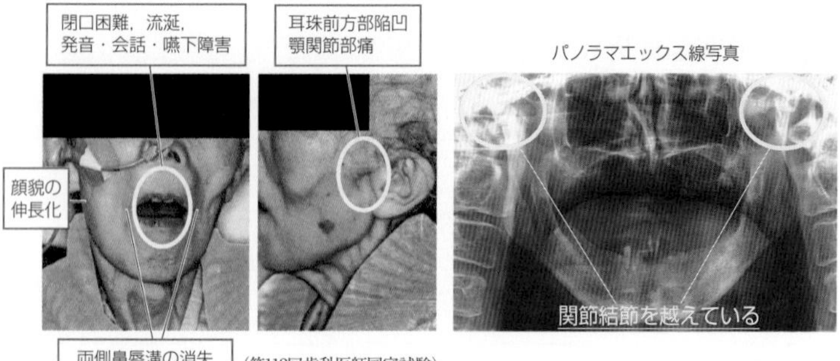

(第112回歯科医師国家試験)

※片側の場合は，オトガイは健側に偏位する．

5) 治療

(1) 非観血的整復法

①徒手整復法

下顎臼歯部に両手拇指を置き，下顎を把持して前下方に押し下げて，同時に下顎を後上方に誘導する．

・Hippocrates法：術者が患者の前方から徒手整復する

・Borchers法：術者が患者の後方から徒手整復する

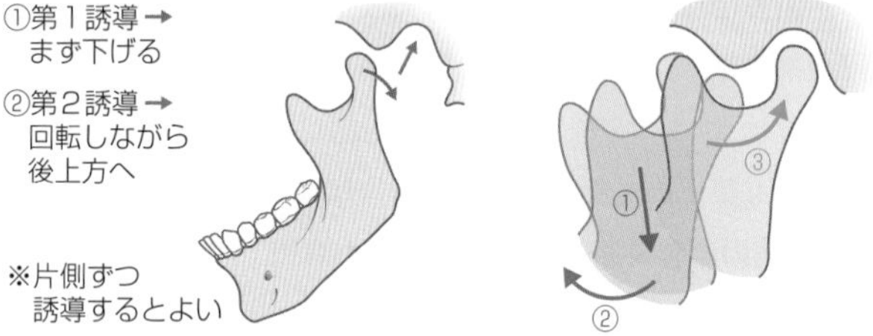

徒手整復法　　顎関節脱臼の整復時の顎関節の動き

②オトガイ帽

③顎間ゴム牽引法または顎間固定法

④関節腔内自己血注入法

(2) 観血的整復法

徒手整復法が奏功しない場合に選択される.

①顎関節制動術(可動域を制限する)

・LeClerc法:変法としてDautrey法, Gosserez法

・チタンミニプレートで固定する方法(Buckley-Terry法)

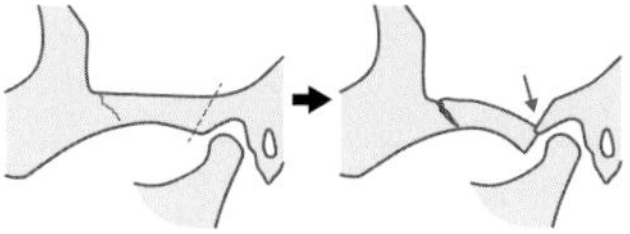

LeClerc法

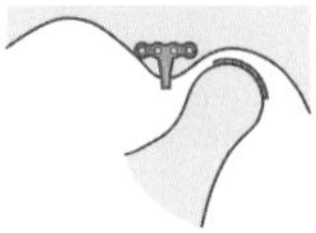

Buckley-Terry法

・口腔粘膜短縮術(Herrmann法):第一～三大臼歯部頬粘膜に卵円形の粘膜切除を行って縫合し, 粘膜の短縮および瘢痕拘縮による開口制限を図る.

・口腔粘膜・側頭腱膜短縮術(Herrmann変法):Mawらにより報告された方法で, 下顎枝前縁部に縦切開を行い, これを水平に縫合する.

(以上2項目:軟組織に対する手術)

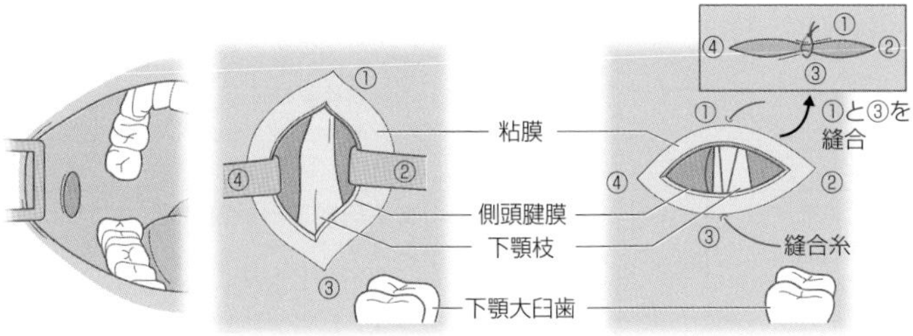

Herrmann変法

・関節包縫縮術

・関節包拘束術

(以上2項目:顎関節部に侵襲を与える手術)

・咬筋浅層部付着前方移動術:Eschler法

②下顎頭運動平滑化法(顎関節の運動を調整する)

・関節結節削除術(Myrhaug法)

・関節円板切除術

・下顎頭切除術(円板切除とともに行う)

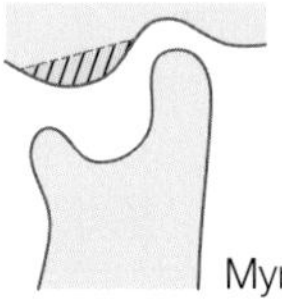

Myrhaug法

Ⅳ．顎関節症の診断基準と治療法

※顎関節の治療は必ず，保存療法・可逆的療法から行う（難症例でも同様）.

※奏功しない場合は，外科療法を選択することもあるが，現在では理学・運動療法を主に行うことが推奨されている.

<table>
<tr><th rowspan="3" colspan="2">類型</th><th colspan="5">症状</th><th rowspan="3">治療法</th></tr>
<tr><th colspan="2">顎関節部</th><th rowspan="2">筋痛</th><th rowspan="2">運動障害（開口障害）</th><th rowspan="2">関節雑音</th></tr>
<tr><th>運動痛</th><th>圧痛</th></tr>
<tr><td colspan="2">咀嚼筋障害
（Ⅰ型）</td><td>△</td><td></td><td>◎</td><td>○</td><td></td><td>理学療法（マッサージ，温罨法，運動療法，マイオモニター）
投薬（消炎鎮痛薬，中枢性筋弛緩薬など）
スプリント（アプライアンス）療法：スタビライゼーション型，前歯部接触型</td></tr>
<tr><td colspan="2">顎関節痛障害
（Ⅱ型）</td><td>◎</td><td>◎</td><td>△</td><td>○</td><td></td><td>消炎鎮痛薬の投与
理学療法（運動療法：顎関節可動域訓練）
スプリント療法：スタビライゼーション型</td></tr>
<tr><td rowspan="2">関節円板障害（Ⅲ型）</td><td>a：復位を伴う関節円板転位（復位性）</td><td>○</td><td>○</td><td></td><td>△
開口路の患側偏位（片側性）</td><td>クリック（相反性）</td><td>徒手的関節円板整復術（マニピュレーション）
スプリント療法：スタビライゼーション型，前方整位型
消炎鎮痛薬の投与，円板整復運動療法
パンピングマニピュレーション：生理食塩水，リドカイン</td></tr>
<tr><td>b：復位を伴わない関節円板転位（非復位性）</td><td>○</td><td>○</td><td></td><td>○
クローズドロック</td><td></td><td>徒手的関節円板整復術（マニピュレーション）
スプリント療法：スタビライゼーション型，臼歯部挙上型（ピボット型）
消炎鎮痛薬の投与
顎関節可動域訓練
パンピングマニピュレーション
関節腔洗浄療法：乳酸リンゲル液
関節腔内注入療法：ヒアルロン酸，（疼痛時のみ）副腎皮質ステロイド</td></tr>
<tr><td colspan="2">変形性顎関節症
（Ⅳ型）</td><td>○</td><td>○</td><td></td><td>○</td><td>クレピタス</td><td>外科的療法
関節腔内注入療法
顎関節の負担軽減（スプリント療法，薬物療法，理学療法）
基本的にはⅢbに準じる</td></tr>
</table>

1) スプリント療法

(1) スタビライゼーション型

適応症：Ⅰ，Ⅱ，Ⅲa，Ⅲb，（Ⅳ）

左右均等な咬合接触を付与する．

目的：①歯の早期接触や咬頭干渉の除去➡咬合の安定化

②咀嚼筋の緊張緩和

③顎関節部への過重負担の軽減

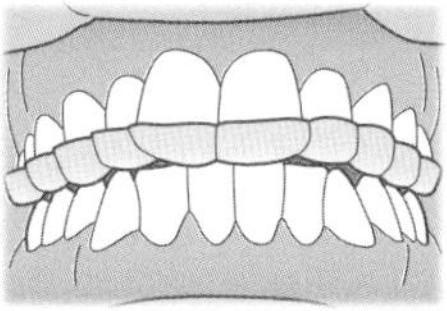

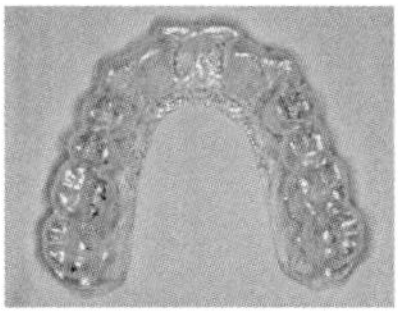

(2) 前方整位型（リポジショニング型）

適応症：Ⅲa，

Ⅲb➡ロックが解消されてクリック音が出現した場合

転位した関節円板が復位できる位置まで下顎を前方に誘導し，その位置で咬合位を付与．

➡一度大きく開口させて，下顎を前方に誘導し，On the Diskの状態．

目的：①関節円板を復位する

➡特にクリックに効果

②下顎の後方偏位に起因する円板後部組織への負担過重を軽減する

➡特に疼痛に効果

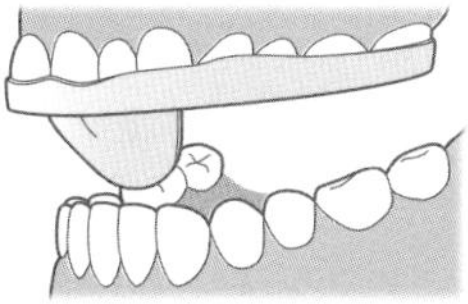

※開咬の副作用あり

(3) 臼歯部挙上型（ピボット型）

適応症：Ⅲb➡ロック解除目的

臼歯部を中心に下顎骨が回転するような力が加わり，下顎頭を下方に牽引する作用により，顎関節部軟組織を伸延させ，下顎頭の可動性を増やす➡開口量の増加，顎関節への負荷の減少（⇒疼痛の緩和）

両側ピボット型

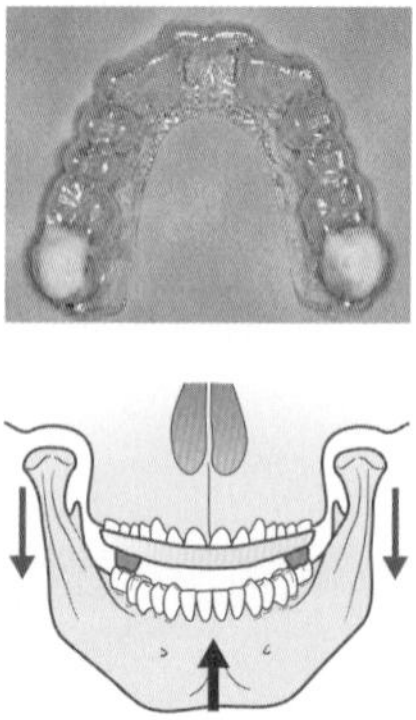

片側ピボット型

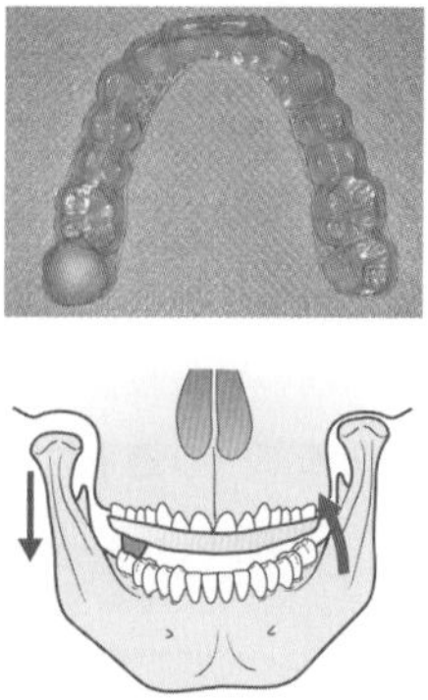

(4) 前歯部接触型

適応症：I型

上顎か下顎，あるいは上下の前歯を部分的に覆う形のスプリント．

目的：咀嚼筋の過緊張を収める．ただし，顎関節部への過重負担は増大．

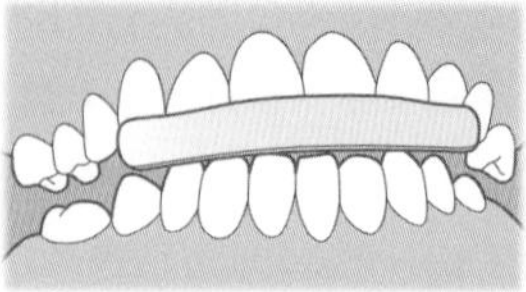

2) 外科的療法

(1) パンピングマニピュレーション

顎関節上関節腔内に穿刺をして，局所麻酔薬を注入あるいはヒアルロン酸製剤を追加注入し，顎関節徒手的授動を施行する．

(2) 上関節腔洗浄療法

顎関節上関節腔に流入用と排出用の注射針を穿刺して，乳酸リンゲル液で上関節腔内を洗浄する．

(3) 顎関節鏡視下手術

関節円板癒着部位の剝離を行って，関節腔の拡大に伴う関節可動域を回復する．

(4) 顎関節開放手術

症状に対応して関節円板切除術，関節円板形成術など下顎頭形成術が行われる．

V．炎症性病変

A 化膿性顎関節炎 ほとんどが片側性

1) 原因

ブドウ球菌，レンサ球菌などの細菌感染

2) 全身症状

発熱，倦怠感

3) 顎関節症状

顎関節部の腫脹，発赤，疼痛

顎関節運動障害，開口障害

下顎の健側偏位

患側臼歯部の開咬

4) 臨床検査所見

白血球数の増加やCRPの上昇など炎症マーカーの異常高値を認める．

5) 治療

抗菌薬投与．

必要に応じて，関節腔洗浄や切開排膿（消炎処置）を行う．

B リウマチ性顎関節炎（顎関節リウマチ） ほとんどが両側性

1) 原因

原因不明の自己免疫疾患．遺伝的要因や細菌・ウイルスの感染などが考えられている．

2) 特徴・全身症状

・30〜40歳代の女性に多い．

・関節リウマチ（rheumatoid arthritis：RA）による関節炎の好発部位：

手指，手，手首，肘，膝，環椎，足関節

・活動期には，罹患関節の疼痛，腫脹，発赤などを認める.

・関節およびその周囲に起床時のこわばりを感じる.

3) 顎関節症状

・顎関節の自発痛や圧痛，腫脹，局所熱感，開口障害，開咬症（下顎頭の破壊による）

・片側性の症状がやがて反対側にも発現する.

・臨床症状に連動して骨破壊が進行し，顎関節強直症や著しい下顎頭吸収に至る.

著しい下顎頭吸収
↓
下顎後退位
↓
睡眠時無呼吸障害
↓
（低酸素血症）

4) 臨床検査所見

・リウマトイド因子，抗CCP抗体（+）

・CRP，赤沈など炎症マーカー↑

・MMP-3（軟骨破壊に関係している酵素）↑

5) 治療

・基本は関節リウマチに対する治療を行う.

➡抗リウマチ薬，副腎皮質ステロイド，NSAIDsの投与

・顎関節障害に対する局所対応は顎関節症の治療と同様.

CHECK!

リウマチ性顎関節炎は顎関節症と鑑別診断が必須である.

C 痛風性顎関節炎

ほとんどが両側性

1) 原因

高尿酸血症が原因で，尿酸ナトリウム結晶が関節に蓄積し沈着することによって引き起こされた関節炎.

2) 症状

・痛風の初回発作の90%以上は，足の親指など下肢に関節炎を起こす.

・歩くことが困難なほどの**激しい鋭痛**や腫脹，**熱感**がみられる.

・痛風性顎関節炎はきわめてまれ.

・臨床症状は他の関節と同様.

3) 治療

・尿酸降下療法

・NSAIDsの投与

重症な場合は**NSAIDsパルス療法**：最大量を発症初期に3日程度大量投与する治療

・顎関節痛風結節の場合は下顎頭切除術

D 非感染性顎関節炎

・外力によって生じた顎関節軟組織損傷に伴う炎症疾患である外傷性顎関節炎が一般的.

Ⅵ. 腫瘍および腫瘍類似疾患

A 骨軟骨腫

・主に下顎頭に連続して生じる（大腿骨，腸骨，肩甲骨に好発）.

・有茎性で球状，分葉状に増大し，軟骨組織に異常増殖や骨化を認める.

臨床症状：顎関節部の膨隆，関節雑音，開口障害，下顎の健側偏位

治療：腫瘍切除（下顎頭形成術）

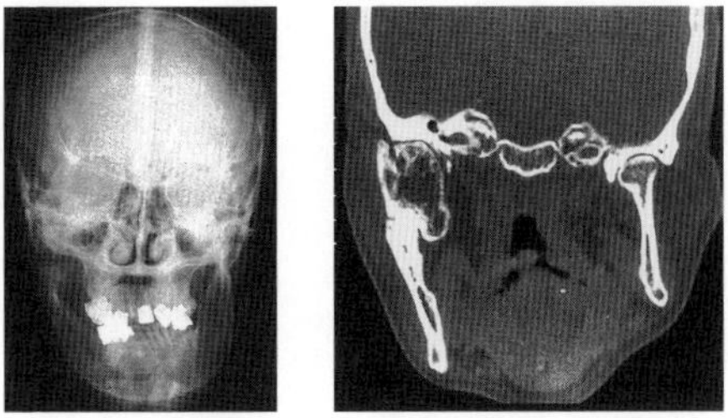

→ 健側偏位

（第100回歯科医師国家試験）

B 滑膜性（骨）軟骨腫症

・滑膜間質細胞の軟骨化生によって生じる．

・顎関節ではまれ．

・石灰化を生じた軟骨遊離体が確認できることもある．

・MRIでは軟骨遊離体（粒状の低信号領域）を認める．

・軟骨遊離体は数個〜数百個に及ぶこともある．

症状：耳前部の腫脹

顎運動時の疼痛，運動障害（自発痛はない），クレピタス，病変が大きくなると開口障害

（開口時に患側へ偏位する）

治療：顎運動時の関節痛➡関節腔洗浄療法➡経過観察

症状が消失しない場合➡顎関節開放手術による軟骨遊離体の除去，病的滑膜切除

※滑膜内病変が頭蓋内に向かって進展することや悪性転化の可能性もあるので，定期的にMRI検査などを併用しつつ経過観察が重要．

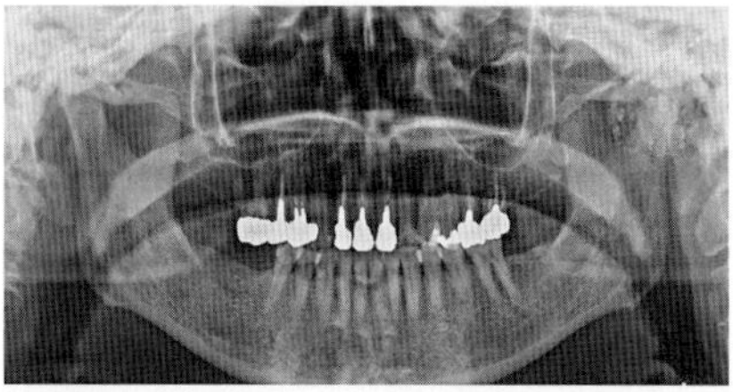

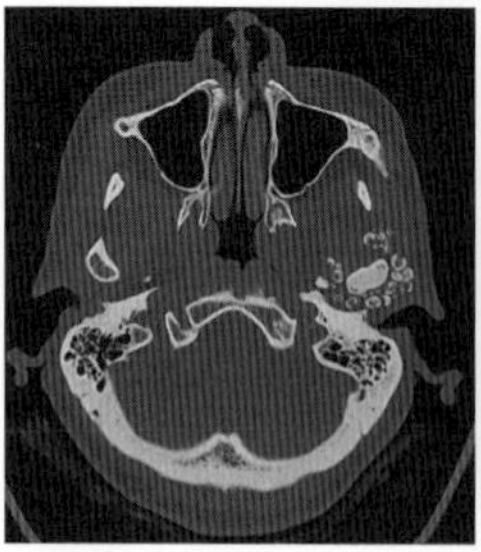

CT

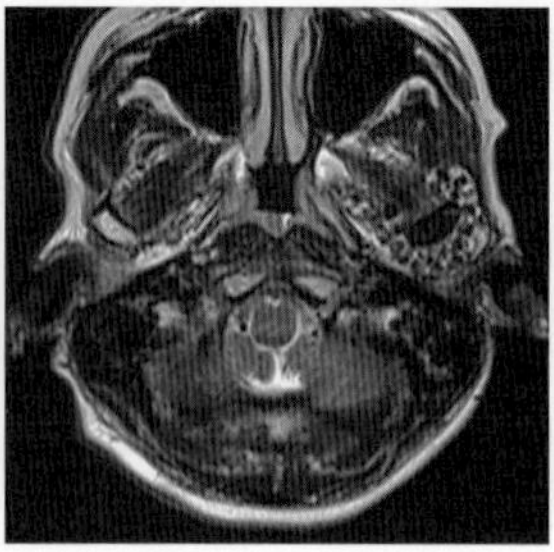

MRI（T2強調像）

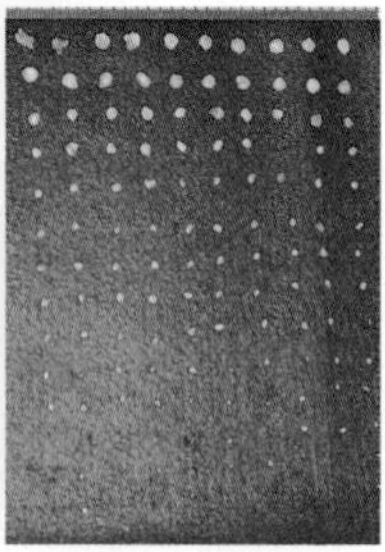

摘出物（軟骨遊離体）

Ⅶ．顎関節強直症

1）原因

・炎症（関節リウマチによる炎症など），感染，外傷（オトガイ部の強打）

2）特徴・症状

・線維性と骨性がある

・疼痛を伴わない強度の開口障害，咀嚼・発音障害，顔貌の変形

・幼少期に発症した場合：顎骨の成長発育が障害➡小下顎症，鳥貌

3）治療

顎関節授動術，下顎頭切除術（＋開口訓練）

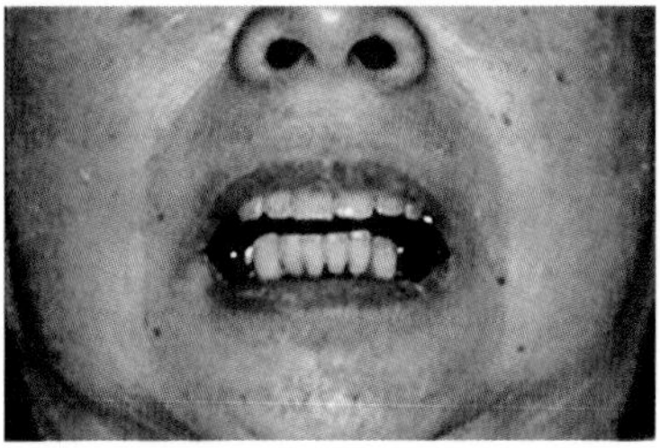

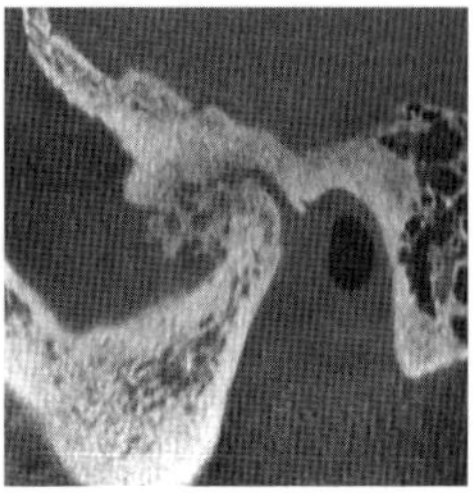

＜顎関節授動術＞

適応：軽度の線維性癒着～高度の骨性癒着

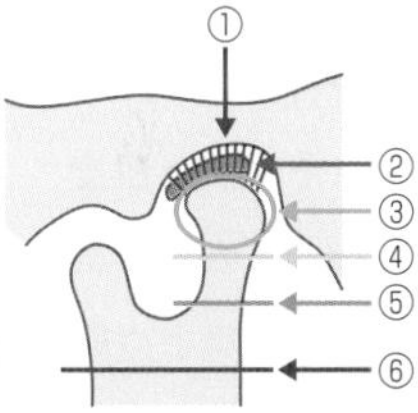

①関節包内線維性癒着切離
②円板切除術
③下顎頭形成術
（①～③：軽度の線維性強直症）
④下顎頭切除術➡下顎頭付近に限局する癒着
⑤下顎枝高位手術➡高度の関節突起付近の骨性癒着
⑥下顎枝低位手術➡再発を繰り返したり，筋突起などを含む広範囲の骨性癒着

・関節包内線維性癒着切離，円板切除術後は，側頭筋膜弁などの中間挿入物を用いる．

中間挿入物の目的：術後の線維性・骨性癒着の防止，関節構造の保持，骨形態変化の防止，死腔形成の防止

・早期からの開口訓練が必要．

コラム：顎関節への到達法

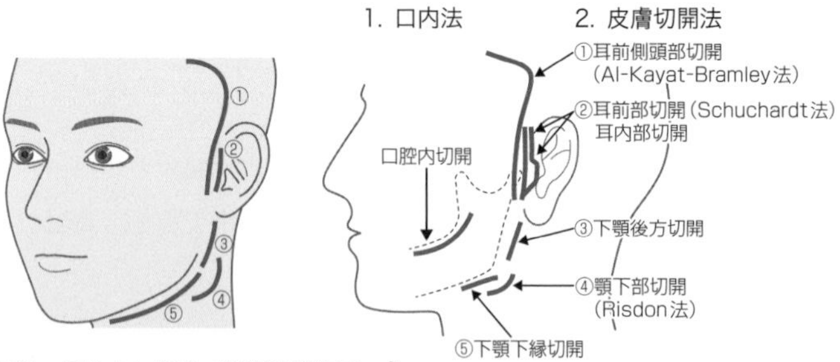

※①, ②は主に腫瘍, 顎関節強直症
口内法, ②, ③, ④, ⑤は主に骨折 } に用いられることが多い

Ⅷ. 進行性(特発性)下顎頭吸収

進行性(特発性)下顎頭吸収〔progressive (idiopathic) condylar resorption：PCR(ICR)〕とは, 進行性の下顎頭の形態吸収変化とそれに伴う著明な同部の体積が減少する病態. ※10歳代の女子に最も多く発症

1) 原因

①若年性関節リウマチ(若年性特発性顎関節炎)　②Sjögren症候群

③全身性エリテマトーデスなどの自己免疫疾患

④エストロゲン濃度

⑤下顎頭にかかる異常な圧迫, 牽引力

- 外科的矯正治療を含む矯正歯科治療(特にClass Ⅱ open bite)
- 顔面外傷の既往
- 異常態癖(うつぶせ寝)および悪習癖(歯ぎしり)

> ・重度の下顎後退症
> ・大きな下顎骨前方移動
> ・下顎骨の反時計回りの回転

2) 症状

開口障害や疼痛なしに下顎頭の吸収

➡下顎枝高径の短縮(FMA・Y軸角・咬合平面角増加, 顔面角減少)・下顎後退(SNB角・A-B平面角減少, ANB角増加)

➡著しい開咬・小下顎

3) 治療（顎関節症Ⅳ型に準じる）

①保存的治療

・歯科矯正治療

・スプリント療法

・補綴治療・咬合調整

②外科的治療

・顎矯正手術

・顎関節再建術（置換術）

・顎関節人工関節全置換術（下顎頭を含む下顎骨関節突起と下顎窩を置換する方法）

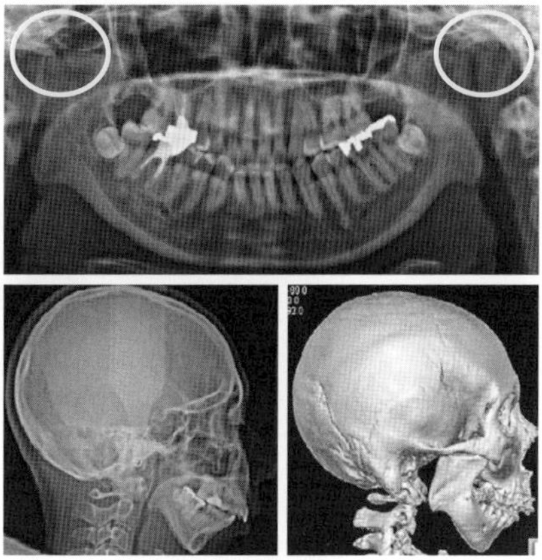

下顎枝高径の短縮・下顎後退・小下顎

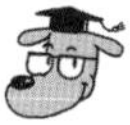

コラム：顎関節症状を伴う症候群―― Costen症候群

原因：咬合異常，ストレス

症状：**顎関節異常（疼痛，開口障害，雑音）**，耳症状（難聴，耳鳴），頭痛（持続的で激痛），口腔・咽頭部痛（灼熱感，神経痛様疼痛）

Ⅸ．咀嚼筋腱・腱膜過形成症

・無痛性の開口障害（咀嚼筋の腱および腱膜が過形成することによる）

・下顎角の過形成で角張った顔貌所見

治療：咬筋腱膜部分切除，筋突起を含めた側頭筋腱切除

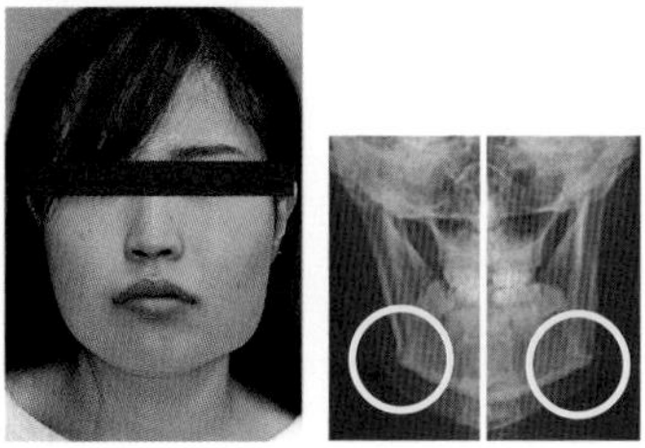

コラム：筋突起過形成，肥大症，過長症

- 無痛性の開口障害（筋突起が頬骨弓内面に接触して起こる）
- 顎関節症や顎関節強直症との鑑別

  治療：筋突起切除

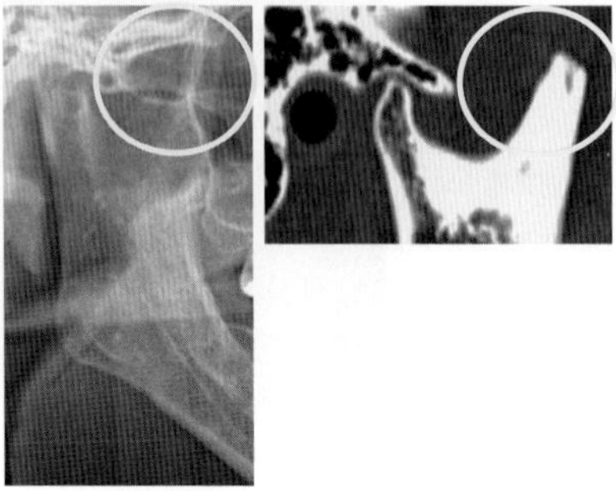

コラム：非関節性開口障害

- 筋性開口障害：咀嚼筋の障害による開口障害.

  →主に**閉口筋**の弛緩の異常により発症

  原因：顎関節症（咀嚼筋障害），筋拘縮（特に咬筋），筋萎縮（筋萎縮性側索硬化症，筋ジストロフィー，多発性筋炎などによる），筋肥大，筋炎，咀嚼筋腱・腱膜過形成症など

  治療：中枢性筋弛緩薬・非ステロイド性抗炎症薬の投与，運動療法（開口訓練など）など
- 炎症性開口障害
- 外傷性開口障害（骨折など）
- 瘢痕性開口障害（手術や放射線治療による）

CHECK!　顎関節疾患の下顎の偏位（まとめ）

＜健側に偏位するもの（閉口時）＞

下顎頭肥大，**顎関節脱臼**，外傷性顎関節炎，**関節円板後方転位**，**化膿性顎関節炎**（関節液貯留による下顎頭圧排のため），関節突起腫瘍（骨軟骨腫など），滑膜性骨軟骨腫症（大きくなると関節腔や関節包の拡大による）．※すべて片側性

＜患側に偏位するもの（閉口時）＞

下顎頭欠損，関節突起発育不全，**関節突起骨折**，**変形性顎関節炎**，顎関節強直症．※すべて片側性

＜前歯部開咬＞

下顎が**後方**に偏位し，**大臼歯部**付近を支点に前歯部を開咬する方向に回転するため

関節リウマチ（変形性顎関節炎）［両側］，両側**下顎頭吸収**，両側**関節突起骨折**，前歯部接触型スプリントの常時使用 102A-47（➡臼歯部挺出による）

＜臼歯部開咬＞

下顎骨が**前方**に偏位し，**前歯部**付近を支点に臼歯部を開咬する方向に回転するため

両側**関節円板後方転位**，両側**下顎頭肥大**，両側性**化膿性顎関節炎**（関節液貯留による下顎頭圧排のため），下顎前方整位型スプリントの常時使用 102A-47（➡前歯部咬合接触，臼歯部離開による）

Chapter 5

損傷

Check Point

- 創傷病態と治癒について説明できる.
- 軟組織損傷の治療の手順について説明できる.
- 顎顔面骨骨折の種々の特徴, 治療法について説明できる.

I. 創傷 よくでる

A 創傷治癒(キズの治り方)

1) 分類

(1) 一次治癒

・鋭利に切断された創傷が無菌的に縫合された場合の治癒経過.

・創面に血腫などの異物がなく, かつ感染がないことが条件となる.

創傷治癒の分類

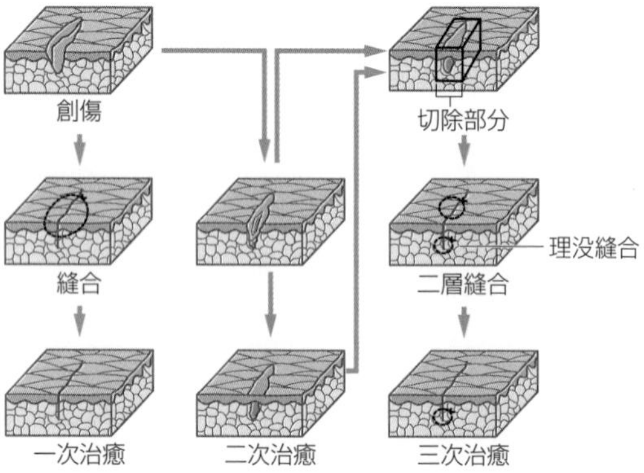

(2) 二次治癒（瘢痕治癒）

・創面が接触せずに離開している場合の治癒経過．瘢痕形成を認める．

・創面に壊死，血腫，感染，異物が介在する場合に発生する．

(3) 三次治癒

・感染の危険性が高い創面では，初めは二次治癒を行わせ，その後に縫合閉鎖した場合の治癒経過．

・瘢痕も少なく，一次治癒に近い治癒経過をたどる．

2) 創傷の分類

(1) 咬創

咀嚼時，てんかん発作，外傷などによって軟組織を噛んで生じた創など➡難治性潰瘍

(2) 切創

鋭利な刃物やガラスなどで生じた創➡周囲組織の損傷は(少)，組織欠損はない

(3) 挫傷

鈍器により組織が圧挫した開放性損傷➡周囲組織の挫滅，創縁不規則，組織欠損がある

(4) 割創

組織が分断された創➡周囲組織の損傷，組織欠損はない

(5) 裂創

牽引力によって組織の弾性力を超えて引き裂かれた創➡創縁不規則

(6) 刺創

針などの鋭器が刺入して生じた創➡創部(小)，血腫を形成することがある

(7) 擦過傷

摩擦によって生じた傷➡組織液の滲出，上皮層の剝離，組織欠損がある

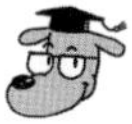

コラム

組織欠損があると二次治癒をたどることが多い．

3) 創傷治癒の経過

(1) 第1相（止血・炎症・破壊相，潜伏相）

・受傷直後から数日間で，この時期に創傷周囲に炎症性機転を伴う．

・白血球により壊死組織を清浄化する．一方，組織の再生および増殖がみられる．

(2) 第2相（増殖相，コラーゲン相）

・受傷後，2週間の期間で，コラーゲンの増殖・同化期間である．

・肉芽組織が形成される．

(3) 第3相（成熟相，瘢痕相）

・線維化から瘢痕組織形成までの期間．

・創部の状態により数か月から数年にかけて瘢痕の再形成，再編成が行われる．

創傷治癒の経過

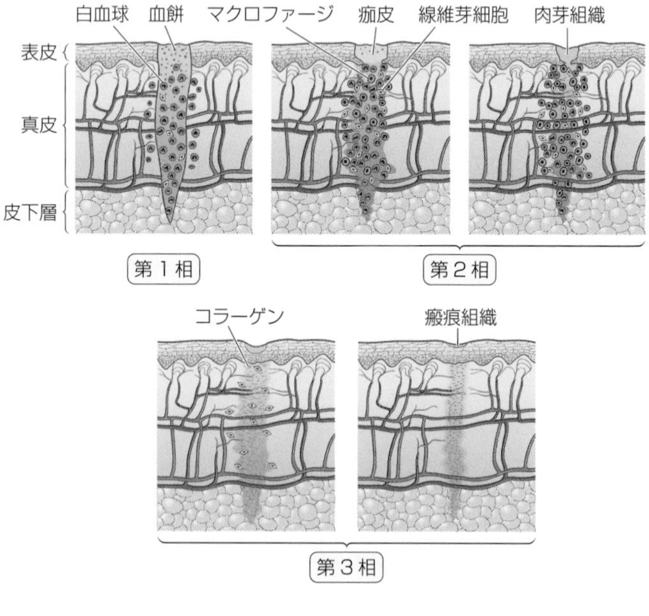

4) 骨の創傷治癒（抜歯窩含む）

(1) 血餅期

・創傷治癒過程の第1相に相当し，炎症反応が起こる．

・抜歯窩は出血により血餅で満たされ，フィブリン凝血塊が析出される．

(2) 肉芽組織期

・創傷治癒過程の第2相前半に相当し，血管の新生と線維芽細胞の増殖により，抜歯窩内の血餅は肉芽組織に置換される．

(3) 仮骨期

・創傷治癒過程の第2相後半に相当し，線維芽細胞の成熟とともに骨芽細胞が出現し，仮骨形成が始まる．

(4) 治癒期（成熟期）

・創傷治癒過程の第3相に相当し，脂肪組織を含む骨髄も形成されるようになる．

・数か月から1年以上にわたって骨が形成され治癒する．

骨（抜歯窩）の創傷治癒

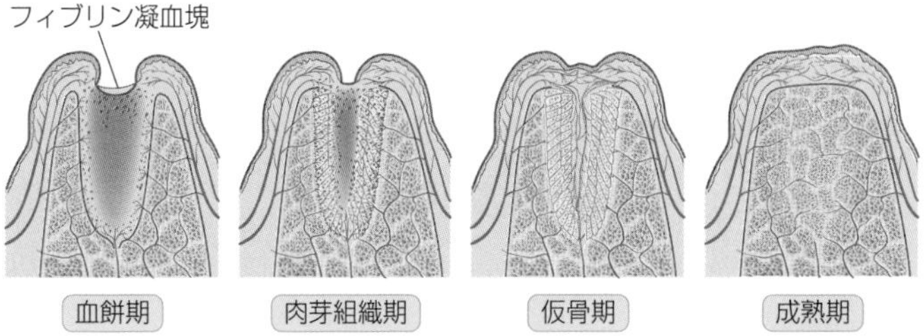

CHECK! ドライソケット

抜歯後の偶発症で，抜歯窩に血餅がなく，骨面が露出した状態．抜歯後1〜3日で発症．強い自発痛，接触痛を伴うが，抜歯窩周囲の発赤・腫脹は軽度．埋伏智歯部に多い．

治療：抜歯窩の洗浄や抗菌薬，麻酔薬を含んだ軟膏の注入などがある．

予防：血餅の保持が重要（縫合），保護床，止血シーネなど

5) 創傷治癒を妨げる原因

(1) 全身的要因

・加齢

・肥満

・低栄養（protein energy malnutrition：PEM），低タンパク血症，ビタミン欠乏（ビタミンA，C，E，K）

・慢性疾患：糖尿病，貧血，末梢の循環不全を伴うものなど

・副腎皮質ステロイド・免疫抑制薬・抗腫瘍薬の投与

(2) 局所的要因

・異物，壊死組織

・感染

・創面への圧迫・刺激（安静の有無）．組織の安静が得られない．

・血行不良

・離断した組織間の間隙があると死腔となる➡二次治癒となる

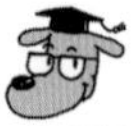

コラム：「創」と「傷」の違い

創傷の「創」は皮膚や粘膜の一部が外界と交通している開放性損傷（組織離断）．「傷」は外界と交通していない非開放性損傷で，組織欠損は生じていない．

漢字として，「創」は切りキズ，「傷」は擦りキズに使う．

Ⅱ. 軟組織損傷 よくでる

A 軟組織損傷の治療方針

止血	圧迫止血が基本 必要に応じ，電気凝固法や縫合結紮法などを用いる．
↓	
創の洗浄・異物除去	まず，術野の消毒を行う 次いで大量の滅菌生理食塩液にて創内を十分に洗浄する． ガーゼ，滅菌ブラシ，鋭匙，ピンセットなどで異物除去 ※創内は消毒液を用いない
↓	
デブリードマン（新鮮化）	壊死組織や挫滅組織，洗浄では除去できないほど創部の汚染が著しい症例では，切除して新鮮創化を図る
↓	
創の閉鎖・縫合	感染の可能性が低く組織欠損を伴わない場合は，可能な限り縫合閉鎖をする ➡ **一次治癒**を図る 大きな組織欠損を伴う場合は，埋没縫合（筋層縫合，皮下縫合）の後に皮膚縫合を行う ＜縫合糸の種類＞ 吸収性…ポリグリコール酸（PGA）など 非吸収性…絹糸，ナイロン糸　など 縫縮できないような大きな実質欠損には， Wet-to-dry dressing法（湿潤療法）➡ **二次治癒**を図る ＜ドレッシング材の種類＞ ポリウレタンフィルム・フォーム，ハイドロコロイド，アルギン酸　など
↓	
創傷処置後の創の安静・感染対策	**抗菌薬**・**抗炎症薬**の投与，**破傷風**の予防 ※土壌からの汚染がみられる際には，抗破傷風ヒト免疫グロブリンおよび破傷風トキソイドの投与を検討する

コラム：上皮組織欠損への対処法

①周囲組織の縫縮，②皮膚（粘膜）自家移植，③局所皮膚弁（有茎・遊離），④人工材料による被覆，⑤開放創による二次治癒
のどれかを選択することになる．

創の大きさ・状態・部位，術者の技量などによって考慮するが，開放創にせず，できるだけ単純に縫縮し，一次治癒にしたほうが審美的によい．

B 止血法

CHECK!　止血法

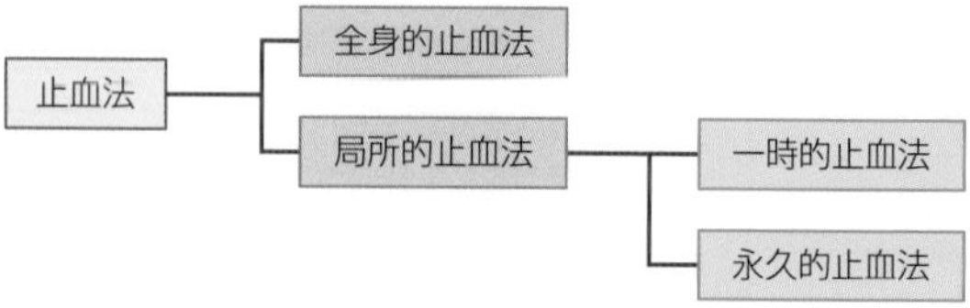

1) 一時的止血法

(1) 出血部圧迫法

出血部にガーゼを当てて，その上から圧迫する．

(2) 血管中心側指圧法

動脈性出血に対し，中枢側を皮膚の上から指で圧迫する．

(3) 栓塞法

深く広い創面からの動脈・静脈・毛細血管性の出血が混在した場合，創腔内にガーゼを堅く詰め，その上から圧迫する．

(4) 圧迫包帯法

口腔外では，出血している創面にガーゼを当て，その上から絆創膏や包帯で持続的に圧迫する．口腔内では，局所止血剤を出血部に直に置き，サージカルパック，止血シーネなどで圧迫する．

2) 永久的止血法

(1) 血管結紮法

血管を止血鉗子で挟み，その下部を縫合糸で結紮する．

(2) 周囲結紮法（括約結紮法）

出血点が結紮できない場合に用いる．周囲組織の一部を縫合し，破綻した血管を含めて結紮する．

(3) 血管圧挫法

皮下の小血管からの出血に対し，周囲組織を止血鉗子で挟んで強圧を加え圧挫して止血する．

(4) 血管捻転法

血管を止血鉗子で挟み，ねじることで，血管内腔が閉塞して止血する．

(5) 電気凝固法 (焼灼法)

止血鉗子や鑷子で出血点を把持し，電気メスで焼灼する．毛細血管，小動脈，小静脈からの出血に対し有効．

(6) 創縁縫合法

創縁を緊密に縫合することによって圧迫止血を図る．皮膚，粘膜表層の小出血に用いられる．

3) 骨からの出血に対する止血法

(1) 骨挫滅法

出血部の骨を挫滅棒や鋭匙などで圧挫し，出血点を圧迫して止血．

(2) 栓塞法

出血部位に他部位から採取した小骨片を挫滅棒で押し込み栓塞する．

C 局所止血剤

①フィブリン製剤 (ボルヒール®)：シート状，液状

②コラーゲン製剤 (テルプラグ®)

③ゼラチンスポンジ (スポンゼル®)

④酸化セルロース製剤 (サージセル®)

⑤凝固因子製剤 (トロンビン製剤)：50～1,000 単位

⑥血管収縮薬 (アドレナリン)：0.1%

⑦ミツ (骨) ロウ：骨面からの出血に対して

D 全身止血剤

①血管強化薬：カルバゾクロム製剤，アドレノクロム製剤，アスコルビン酸

②凝固促進薬：ビタミンK［Ⅱ・Ⅶ・Ⅸ・Ⅹ因子の生成に必要］，トロンボプラスチン

③抗線溶薬（抗プラスミン薬）：トラネキサム酸

④血液製剤：血液凝固第Ⅷ因子［血友病A，von Willebrand病に使用］，血液凝固第Ⅸ因子［血友病Bに使用］，血液凝固第Ⅺ因子［血友病Cに使用］，フィブリノゲン製剤

Ⅲ．顎顔面骨骨折

A 骨折の種類

1）原因による分類

（1）外傷性骨折

転倒・交通事故・殴打などによる外傷力によって生じた骨折．

（2）疲労骨折

一定の部位に慢性的に応力が作用して生じた骨折．

（3）病的（特発性）骨折

廃用性萎縮や放射線性を含む骨髄炎，腫瘍，嚢胞摘出後による骨吸収，破壊などの影響により，軽微な外力で生じた骨折．

2）軟組織状態と損傷の程度における分類

（1）閉鎖性骨折（単純骨折）

骨折部位がみえないもの

骨折部と皮膚や粘膜の創傷との交通のないもの．

（2）開放性骨折（複雑骨折）　複雑骨折と重複骨折の違いに要注意！

骨折部と皮膚や粘膜の創傷が交通しているもの．感染を生じやすい．

骨折部位がみえるもの

3) 骨折線の数による分類

(1) 単骨折

骨折線が1本であるもの.

(2) 重複骨折 ＜ 複雑骨折と重複骨折の違いに要注意！

骨折線が複数存在するもの.

(3) 粉砕骨折

細かく複数の骨片となった骨折.

4) 外力の作用状況による分類

(1) 直達骨折

直接外力の作用した部位に生じた骨折.

(2) 介達骨折 ＜ 関節突起骨折がこれにあたる

外力の作用した部位から離れた部位に生じた骨折.

5) 骨離断状態による分類

(1) 完全骨折

骨折部で骨の連続性が断たれた状態の骨折.

(2) 不完全骨折（若木骨折を含む）

断端間の骨の連続性が保たれている骨折で，若年者の下顎骨に多い.

(3) 亀裂骨折

離断しているが，裂隙形成（ヒビ）にとどまる骨折．骨折片は可動性であるが，整復は比較的容易.

6) 受傷後の経過期間による分類

(1) 新鮮骨折

受傷後約2週間以内の骨折．治癒機転が始まっていない骨折.

(2) 陳旧骨折

受傷後約2週間以上を経過し，治癒機転が進行している骨折.

B 顎骨骨折の治療

1) 整復

・受傷後可及的に早く行うのが原則.

・創をつくらない非観血的整復法と，開創して行う観血的整復法がある.

(1) 非観血的整復法（保存的）

顎間ゴムや口腔外装置による牽引整復や手指による徒手整復がある.

対象症例：亀裂骨折，不完全骨折など．小児・高齢者などに用いられ，手術が困難な場合，開創する必要のない場合に適応となる.

(2) 観血的整復法

直接骨折線を明示して整復するもの.

CHECK!

骨折の治療には骨折の断端を観血的に整復固定するのがよいが，観血的に行うことができない場合，その必要がない場合などは，非観血的に行う.

2) 固定

(1) 顎外固定

・オトガイ帽（チンキャップ），弾性包帯など

・骨折線の偏位がなく，不正咬合が認められない症例や顎間・顎内固定ができない症例などに対し，骨折部位の安静を保つ目的で行われる.

(2) 顎間固定

上下顎の歯に結紮線や副子を装着し，整復後に中心咬合位でそれぞれを鋼線やゴム輪で結紮する方法．対合歯列と緊密に咬合させ，筋活動の影響を抑制し，骨折部位の安静および咬合の維持を得る固定法.

①歯牙結紮：0.3〜0.5mm径の鋼線で歯を結紮する．

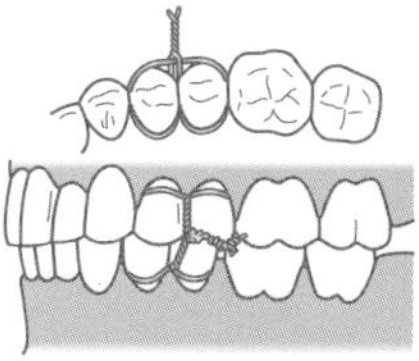

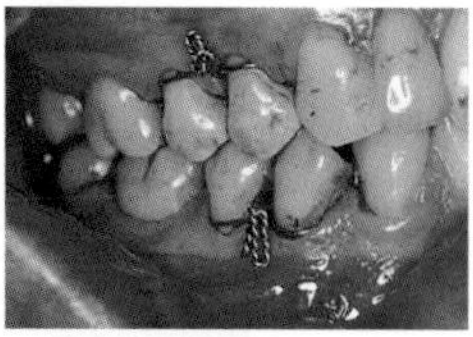

②線副子：歯列弓の唇頬側に沿って適合させた副子を鋼線や接着性レジンで歯に固定する．

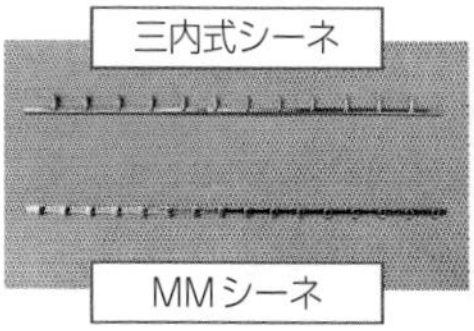

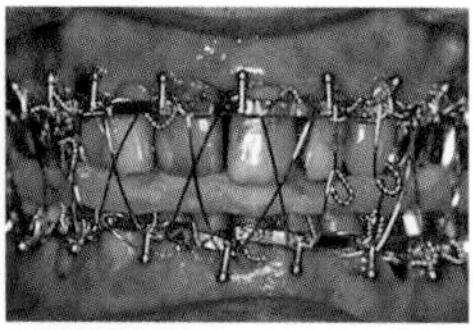

③床副子：**無歯顎**や**多数歯欠損**，**小児**の患者のように歯を固定源として利用しにくい症例に使用する．

・上顎では，頬骨弓や前頭骨に副子を**懸垂固定**する方法やネジで固定する方法を用いる．

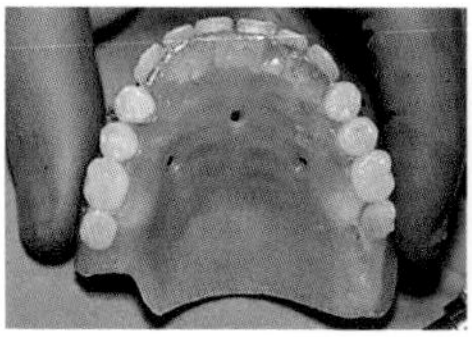

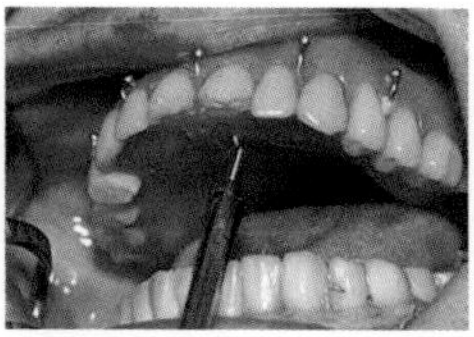

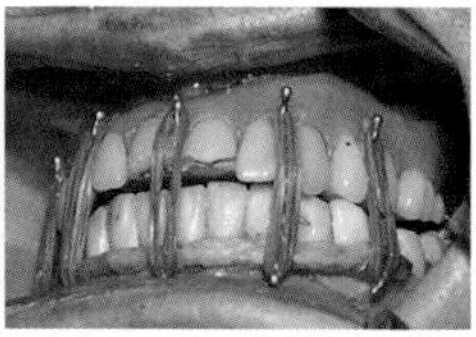

・下顎では，**囲繞結紮法**で義歯を鋼線で下顎骨に直接固定して用いる．

皮膚より誘導針を挿入し義歯や床副子を下顎骨に囲繞固定する

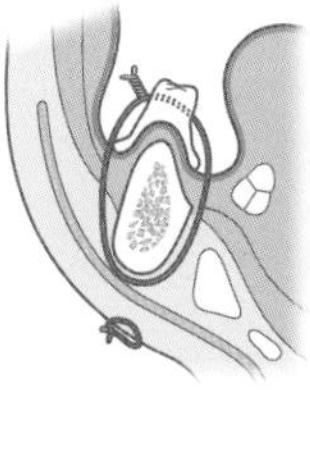

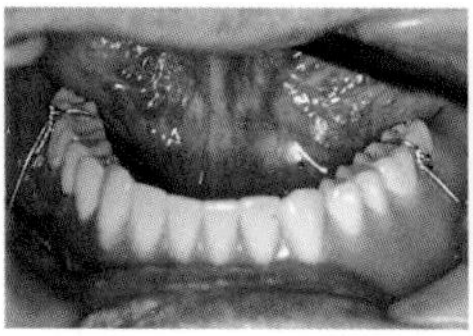

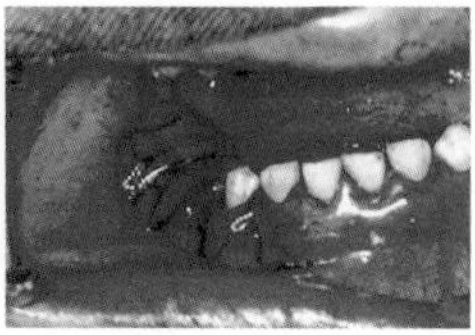

④ブラケット法

歯科矯正装置，主線あるいはブラケットに付与されたフックを利用して顎間固定を行う．顎変形症手術に用いられる．

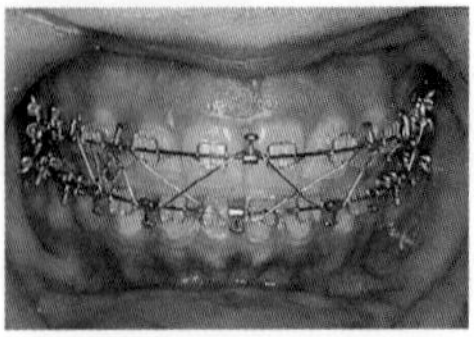

⑤顎間固定用骨ネジ

上下の歯槽骨に顎間固定用骨ネジを打ち込み，これを固定する．

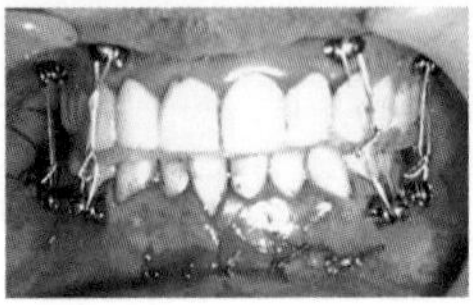

⑥ハイブリッドMMF

・アーチバーの強固な固定性と顎間固定スクリューの効率性を有する．

・骨ネジよりも固定力が強く，線副子よりも簡便に行える．

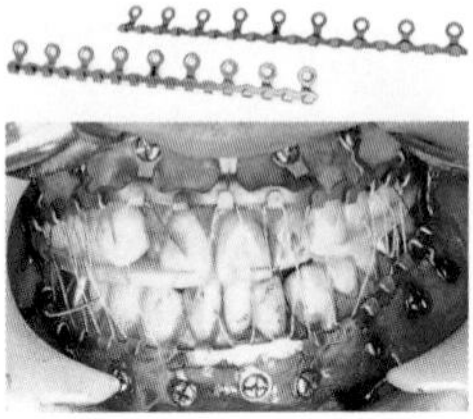

(3) 骨内固定

①鋼線による骨縫合

・骨折断端の骨皮質に穴を設け，鋼線で結紮する．

・鋼線が骨折線と直交するように穴を設定する．鋼線を8の字に結紮する場合もある．

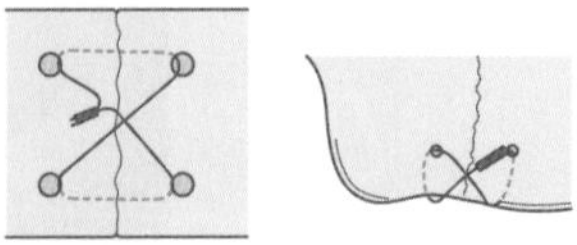

②骨接合プレート：骨片の安静，咀嚼の早期回復が可能

	利点	欠点
金属プレート（チタン） 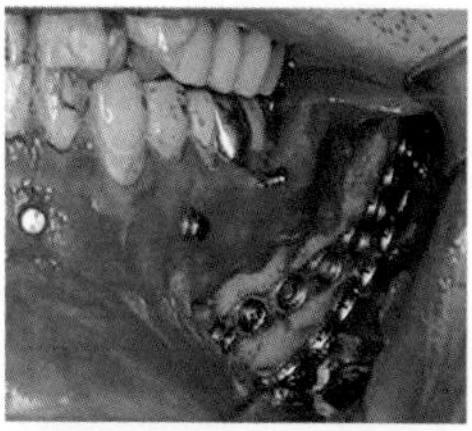	・力学的強度(高) ・術後の顎間固定を必要としない場合がある	・除去手術がある ・チタンアレルギー
吸収性プレート（PLLA：ポリL-乳酸） 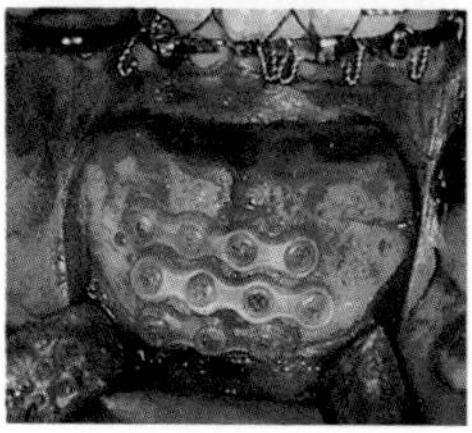	・除去手術が不要	・エックス線検査で確認できない ・強度に難点がある ・（完全に吸収するまでに長期間を要する） ・術後の顎間固定が必要になる場合がある

C 歯槽骨骨折

(1) 特徴

前歯部に多い．臼歯部の歯槽骨骨折の多くは顎骨骨折に合併する．

(2) 治療

①整復＋ 線副子
マルチブラケット 歯の固定

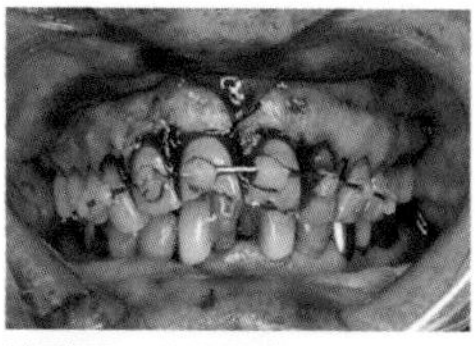

線副子による固定

②損傷が大きい場合：チタンプレート
骨縫合 ＋顎間固定

D 下顎骨骨折 よくでる

1) 下顎骨体部骨折

(1) 特徴

・咬合の異常（偏位）

・開閉口時痛

・顎運動障害（開閉口障害）

CHECK! 開口障害と牙関緊急

・開口障害➡口を大きく開口できない状態（少しは口が開く）
・牙関緊急➡破傷風，てんかんなどによって起こる強度の強直性けいれんに伴う開口不能（まったく口が開かない状態）

・患側の下歯槽神経麻痺：**下顎臼歯部**

・骨片呼吸：**下顎正中部**

コラム：骨片呼吸

下顎正中骨折にみられる骨片の偏位．開口時には骨折線上部がオトガイ舌骨筋に牽引されて離開し，閉口時には骨折線下部が離開する現象．開閉口運動に伴い骨折断端がずれ，あたかも骨片が息をしているようにみえるため，こう呼ばれるようになった．

・軋轢音（骨片を動かすと近接した骨片端同士が擦れて軋む音）

・咀嚼，構音障害

・**カウザルギー**（Kausalgie）：感覚神経切断後の回復期に，灼熱感，異常感覚，疼痛などが存続する状態

・**マルゲーニュ**（Malgaigne）**圧痛**：骨折線に一致した部位に生じる圧痛

(2) 治療

・**顎間固定**（線副子による）＋ { チタン（金属）プレートによる**顎内固定** / 骨縫合による**顎内固定** }

CHECK!　よくでる

下顎に加わる外力

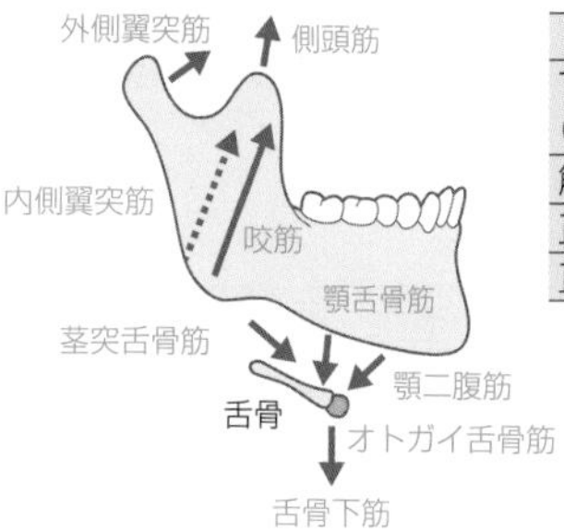

骨片の偏位

	小骨片	大骨片
下顎骨体（犬歯部，顎角部）	内上方	内下方
筋突起部	後上方	偏位なし
正中部（1線）	偏位は少ない，**骨片呼吸**（＋）	
正中部（2線）	内下方	内上方

➡ 骨片の移動
→ 下顎に加わる外力

下顎骨体部骨折

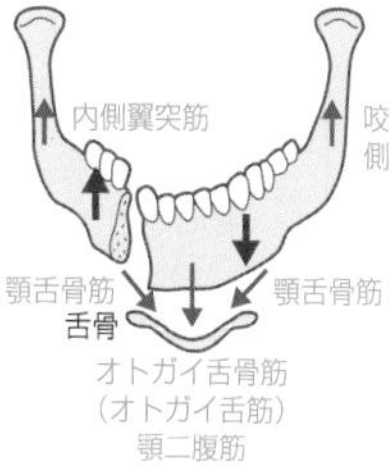

下顎正中部骨折（1線）

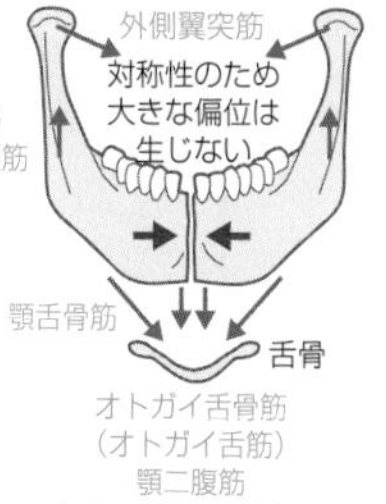

※左右の動きが相殺するため偏位は少ない

下顎前歯部骨折（2線）

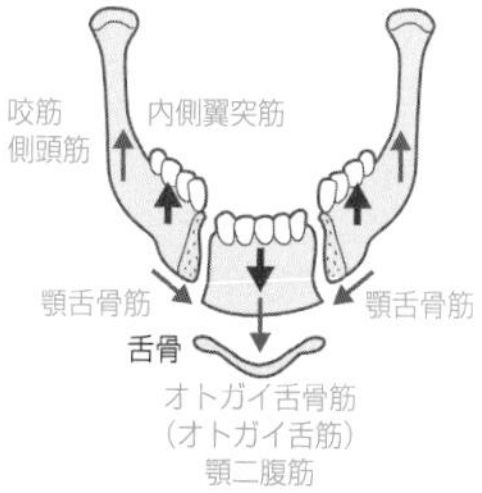

※舌根沈下で呼吸困難のリスクが高い
↓
気管切開を検討

下顎骨骨折の骨折線の方向と骨片偏位

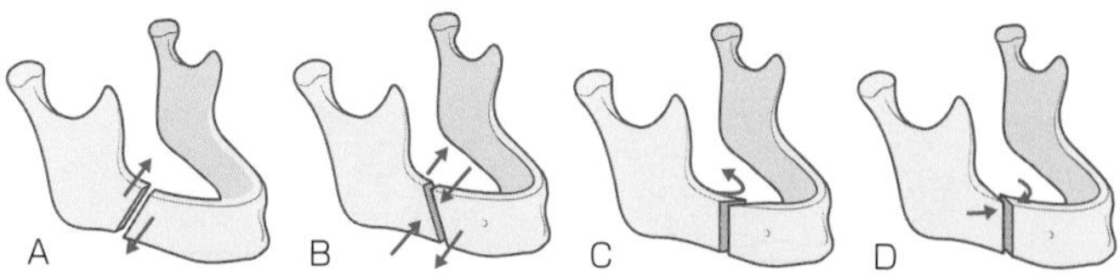

A と C は筋の牽引方向に大きく偏位する骨折線であり，B と D は筋の牽引方向に抗する骨折線の方向で偏位は小さい（McCarthy, 1990）.

2) 関節突起骨折 よくでる

オトガイ部強打による介達骨折が多い.

(1) 症状

片側性：開口障害，受傷側の関節痛，患側偏位，健側臼歯部の開咬

両側性：開口障害，両側顎関節の関節痛，両側下顎枝高径の減少，後方回転による前歯部開咬

(2) 分類

Ⅰ　群	Ⅱ　群	Ⅲ　群	Ⅳ　群
転位の認められない骨折	偏位骨折	転位骨折	脱臼骨折
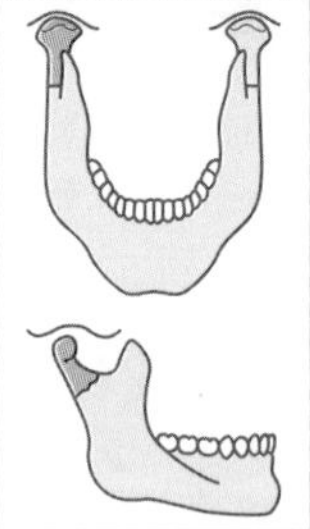	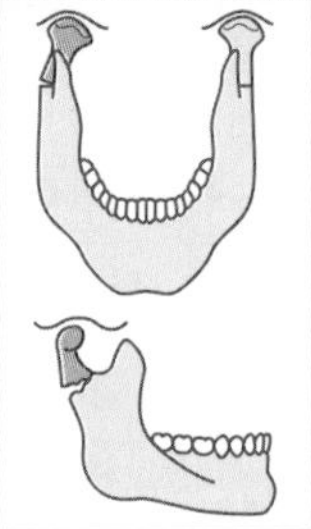	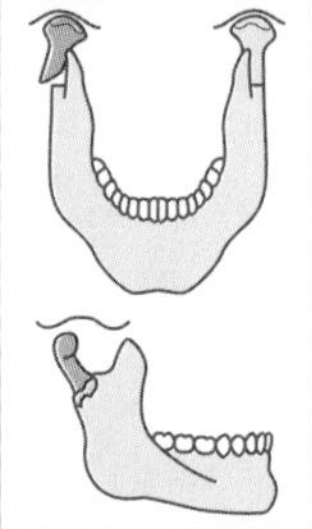	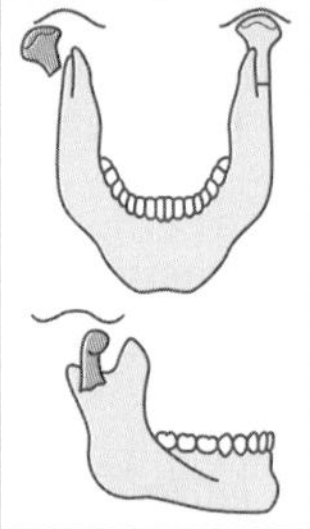

MacLennan分類（増田　屯編：総合口腔診断学，砂書房，1996より）

CHECK!　関節突起骨折の骨片の偏位

・関節突起部（小骨片）は外側翼突筋により下内方へ
・下顎骨体部（大骨片）は咬筋・内側翼突筋により上方へ

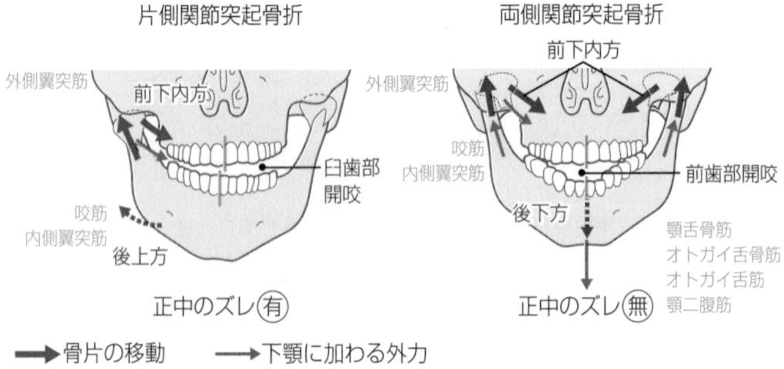

(3) 治療の適応

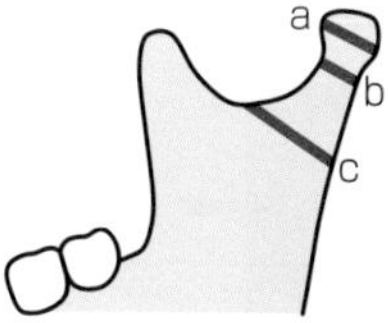

		手術の適応
a：	関節包内	×
b：	関節突起頸部・関節包外	△
c：	下顎頸部・関節突起基部	○

●関節包内骨折：　小児はこちらで行う

非観血的整復固定術：有歯顎…咬合プレートを用いた顎間固定

無歯顎…義歯を装着固定し，オトガイ帽，弾性包帯など

●下顎頸部，基底部，関節突起基部骨折：

観血的整復固定術：チタンプレートによる整復固定
キルシュナー (Kirschner) 鋼線固定 } ＋**顎間固定**

両側性関節突起骨折では観血的に行うことが多い

➡非観血的でも観血的でも，開口訓練は必要となる

CHECK!　関節突起骨折の観血的手術のメリット

・顎関節部の急性・慢性期の疼痛症状の回避，不正咬合の回避
・顎関節強直症の予防
・顎間固定の期間短縮

(4) 関節突起骨折で観血的治療の適応を考慮する因子

・関節突起骨折骨片の位置，大きな偏位がある
・両側性の関節突起骨折で開咬
・保存的治療で機能回復が得られない患者
・全身的要因
・年齢 (小児・成長期・成人)

<実際の症例>

初診時のパノラマエックス線写真

術前

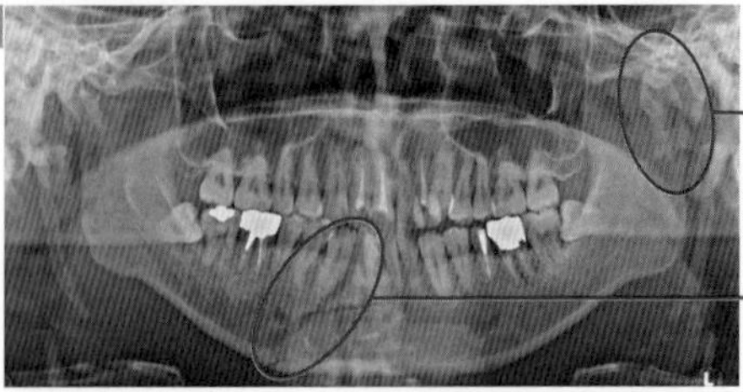

初診時3D-CT

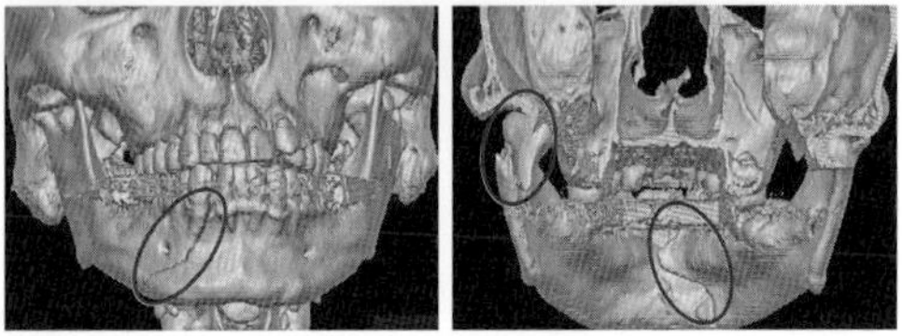

治療（固定）後のパノラマエックス線写真

術後

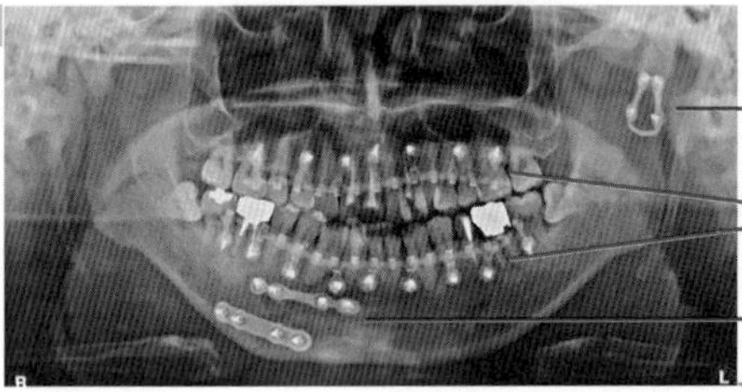

E 上顎骨骨折　1）分類

	Le Fort Ⅰ型骨折 （水平骨折）	Le Fort Ⅱ型骨折 （錐形骨折）	Le Fort Ⅲ型骨折 （頭蓋顔面分離骨折）
	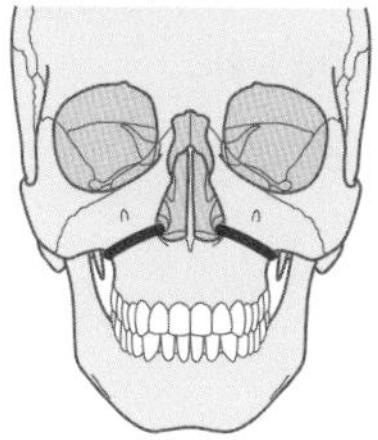 上顎が骨体から分離され，一塊となって可動性がみられる．	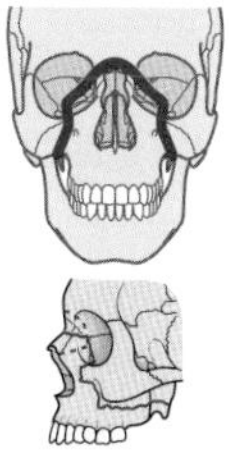 骨折線が錐体状になることからピラミッド型骨折と呼ばれる．	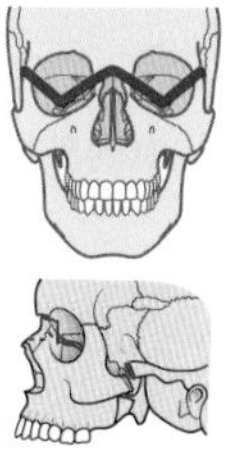 中顔面を構成する顔面骨が一塊として頭蓋底に対して分離した状態．
骨折線	鼻中隔→梨状口側縁→犬歯窩→頬骨上顎縫合を交差（上顎洞前壁）→翼口蓋窩→翼状突起外側板→上顎結節	前頭上顎縫合，鼻骨→上顎前頭突起→涙骨→眼窩下縁（眼窩下孔）*→下眼窩裂・頬骨上顎縫合→翼状突起中央　*吹き抜け骨折を伴うことが多い	前頭鼻骨縫合→前頭上顎縫合→眼窩内側→下眼窩裂 上方→眼窩外側壁・前頭頬骨縫合 下方→頬骨側頭縫合（頬骨弓骨折を伴う）→翼状突起基部
	※いずれの骨折も**翼状突起**骨折が共通している．		
症状	①咬合の異常 ↑上顎骨全体の可動性（floating maxilla） ②上顎洞の異常（鼻出血） ③顎動脈（蝶口蓋動脈・下行口蓋動脈）からの大量出血 ④中顔面の陥没（皿状顔貌：Dish Face） ⑤上気道狭窄・閉塞	①咬合の異常（開咬，上顎後退による反対咬合）←上顎骨の可動性 ②上顎洞の異常（鼻出血） ③顎動脈からの大量出血 ④中顔面の陥没 ⑤上気道狭窄・閉塞 ⑥眼瞼腫脹・眼鏡様血腫（black eye） ⑦複視・眼球の陥凹・位置異常 ⑧視力障害 ⑪流涙（鼻骨・篩骨骨折による） ⑫知覚異常（眼窩下神経麻痺） ⑬嗅覚異常 ⑭髄液鼻漏（篩板骨折を伴う）	①咬合の異常 （開咬，上顎後退による反対咬合） ↑上顎骨の可動性 ②大量の鼻出血 ③顎動脈からの大量出血 ④顔面の上下的延長（long face） ⑤上気道狭窄・閉塞 ⑥眼瞼腫脹・眼鏡様血腫 ⑧複視・眼球の陥凹・位置異常 ⑩視力障害 ⑪流涙　⑫知覚異常 ⑬嗅覚異常 ⑭髄液鼻漏 ⑮頭蓋内の損傷可能性大

※Ⅱ・Ⅲ型は眼窩周囲の骨折のため，**眼の症状**を併発！！

※Ⅰ・Ⅱ・Ⅲ型いずれも開口障害の可能性はある（翼状突起に付着する外側翼突筋の影響）が，Ⅲ型は頬骨弓骨折時に特に症状が出現しやすい！

2) 治療

観血的整復固定を行うことが多い.

・顎間固定(線副子による)(1～2週)＋{チタン(金属)プレートによる顎内固定
骨縫合による顎内固定}

➡非観血的整復の場合の顎間固定期間は，4～6週が必要.

コラム：顎顔面の骨性支持とプレートの固定部位

1) Champyのideal line：下顎骨に加わる外力の均衡がとれた応力分布線

この線上にプレートを設置することにより，安定した固定が獲得できると考えられている.

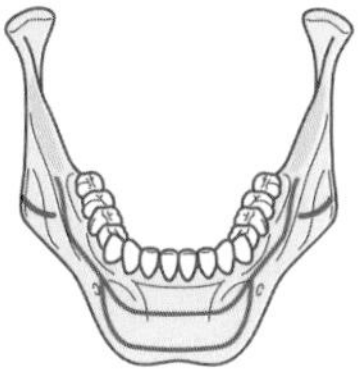

2) 顔面骨のバットレスシステム

バットレス：顔面骨の支持構造壁.

顔面の形態保持，顔面前方や側方から加わった外力を緩衝して衝撃を弱めて脳実質を保護する働き，咀嚼や咬合に耐える働きをもつ.

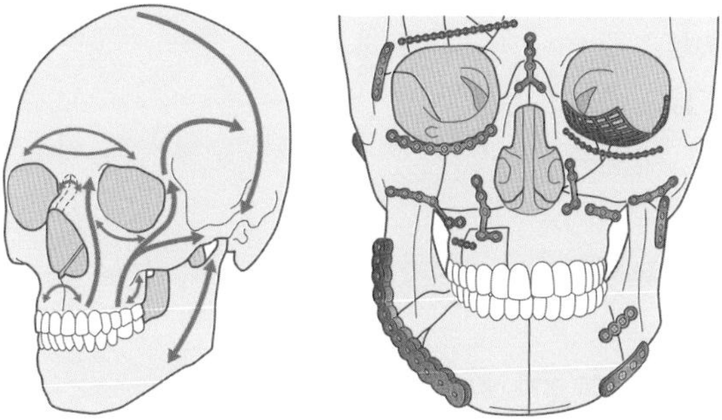

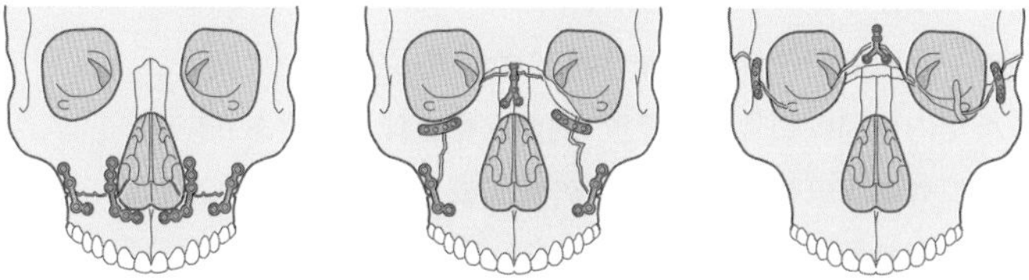

骨内固定の推奨部位

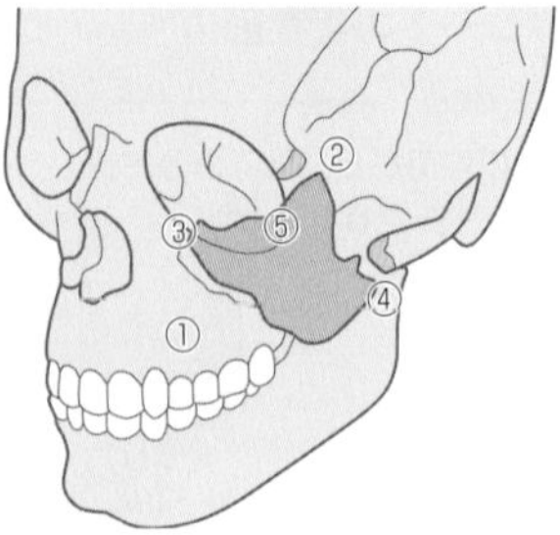

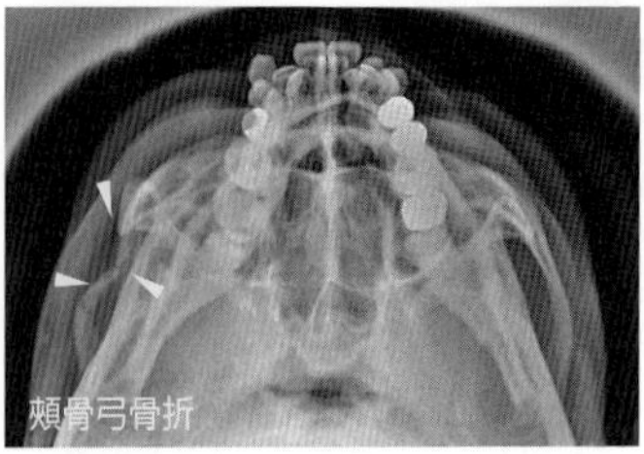

頬骨骨折は,

①頬骨上顎バットレス

②前頭突起

③眼窩下縁

④頬骨弓

⑤眼窩側壁

の5つの部位がある.

●頬骨骨折のKnight and North分類

本分類は臨床において治療を計画するのに有用である.

Ⅰ群：非偏位（X線で確認できる骨折あり）

Ⅱ群：頬骨弓骨折（弓部のみの骨折）

Ⅲ群：非回転頬骨体部骨折（回転のない偏位あり）

Ⅳ群：内側回転頬骨体部骨折（内側回転を伴う偏位あり）

Ⅴ群：外側回転頬骨体部骨折（外側回転を伴う偏位あり）

Ⅵ群：粉砕骨折

1）症状

- 顔面頬部の陥没
- 視覚障害（複視）
- 眼鏡様血腫（black eye）
- 鼻出血
- 患側頬部の感覚異常

→ 頬骨**体部**骨折

- **開口障害**〔筋突起（側頭筋）の運動障害，咬筋起子部の転位による〕

→ 頬骨**弓**骨折（顔面頬部の陥没も該当）

※咬合の異常はない

※直達骨折

2）治療

(1) 頬骨骨折

- 口内法（口腔前庭部切開），口外法（眉毛外側切開，下眼瞼切開）
- 固定は金属プレート，鋼線による骨縫合，Kirschner鋼線など
- Dingman頬骨鉤を用いることもある

(2) 頬骨弓骨折（次頁写真参照）

①Gilliesのtemporal approach（側頭部皮膚切開）による

- Roweのエレベータ
- Dingman頬骨鉤
- U字型起子

を用いた整復（＋顎外固定）

②口内法（口腔前庭部切開）による

- Roweのエレベータ
- U字型起子
- Dingman頬骨鉤

を用いた整復（＋顎外固定）

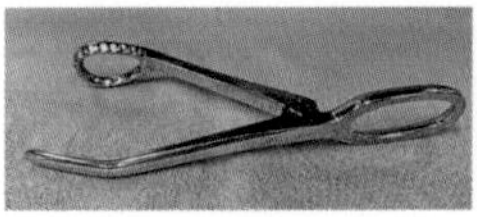

Roweのエレベータ

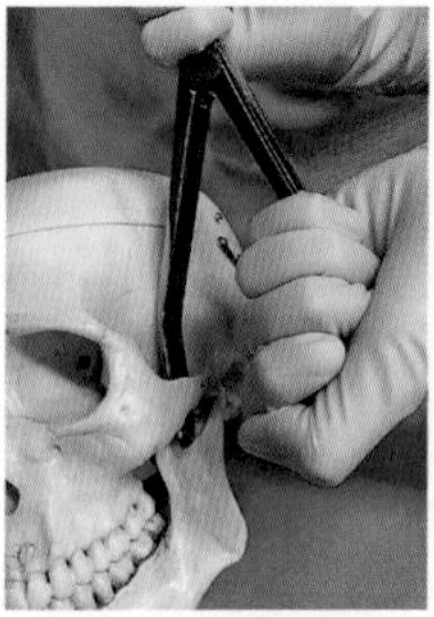

側頭部皮膚切開部からRoweのエレベータを挿入し整復

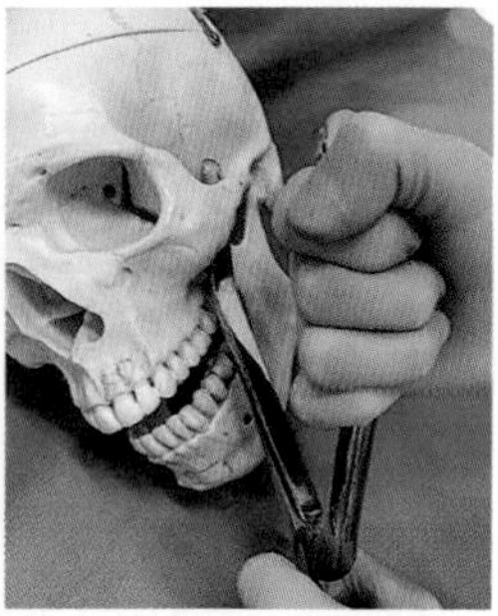

口腔内からRoweのエレベータを挿入し整復

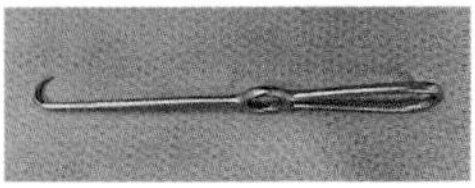

Dingman頬骨鉤

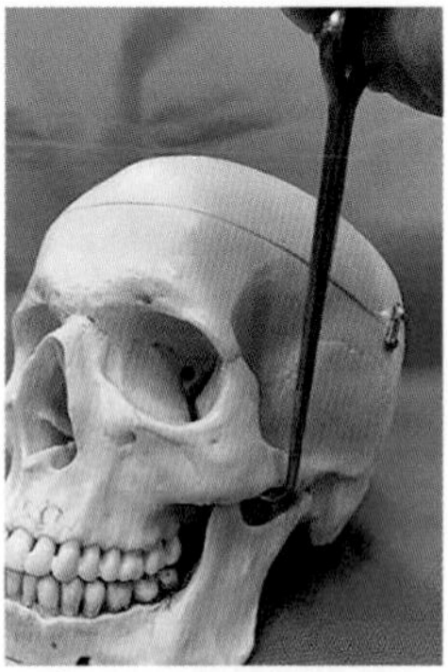

Dingman頬骨鉤を使用し整復

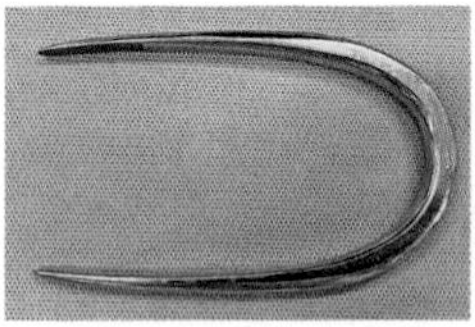

U字型起子

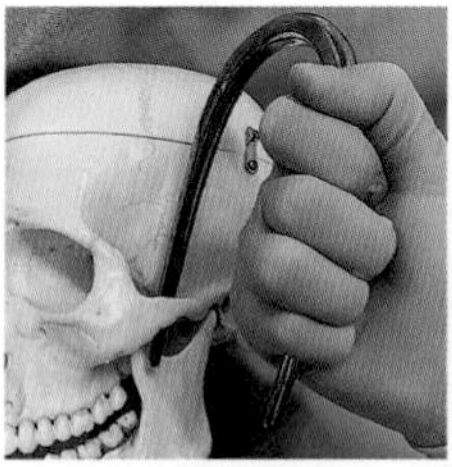

側頭部皮膚切開部からU字型起子を挿入し整復

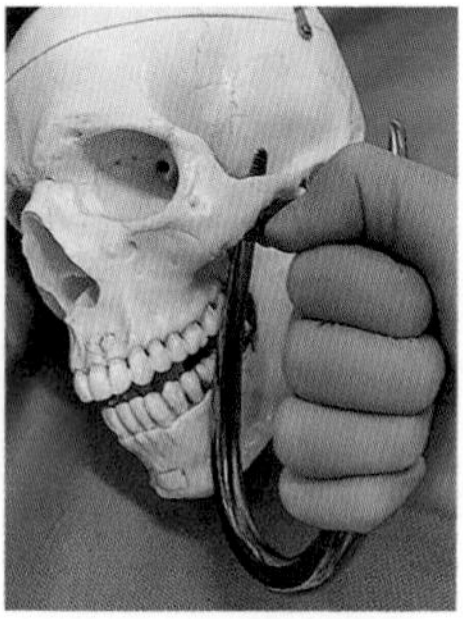

口腔内からU字型起子を挿入し整復

CHECK!　整復固定に用いられる口腔外切開線

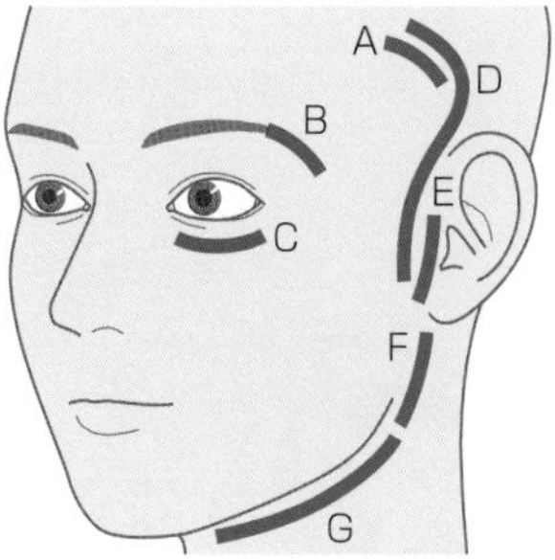

A：側頭部皮膚切開（Gilliesの切開）
　頬骨弓骨折（Roweのエレベータ使用）
B：眉毛部外側皮膚切開
　頬骨骨折（頬骨前頭縫合）
C：下眼瞼皮膚切開
　頬骨上顎骨骨折（眼窩下縁），眼窩底骨折，Le Fort Ⅱ型骨折
D：耳前側頭部皮膚切開（Al-Kayat-Bramley法）
　頬骨弓骨折，頬骨骨折
E：耳前部皮膚切開
　関節突起骨折
F：下顎後方切開
　関節突起骨折，下顎枝部骨折
G：下顎下縁切開
　関節突起骨折，下顎骨体部骨折

※頬骨上顎縫合部，眼窩下縁，頬骨弓骨折，関節突起骨折は，口腔前庭部よりアプローチして整復することもある．

コラム：頭蓋底骨折の特徴

①眼鏡様血腫
　前頭蓋底骨折の出血が眼瞼周囲に集まり眼瞼周囲が変色，腫脹する．
　パンダの目（raccoon eye）
②Battle sign（徴候）
　中蓋底骨折の出血が乳様突起耳介後方周囲に皮膚の変色，腫脹となって現れる（写真）．
③鼻出血，耳出血
　前頭蓋底骨折で起こる．
④脳神経麻痺
　嗅神経障害，視神経障害，動眼神経障害，外転神経障害，顔面神経障害などがある．
⑤髄液漏→鼻汁との鑑別のため**糖定量**を行う（髄液の成分は糖）
　鼻孔（髄液鼻漏），耳孔（髄液耳漏）から流出する．

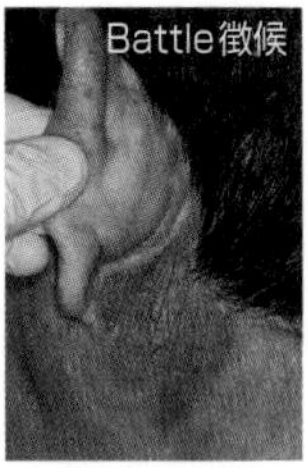

（第114回歯科医師国家試験）

コラム：吹き抜け骨折（眼窩底骨折）の特徴

- 眼瞼部の打撲，擦過傷
- 複視
- 眼球の陥没，突出
- 眼球の上転障害
- 頬～上口唇の麻痺

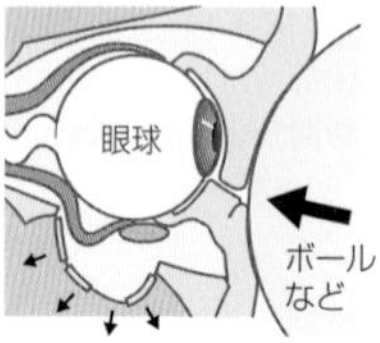

眼窩下壁が骨折し
眼窩脂肪が出る

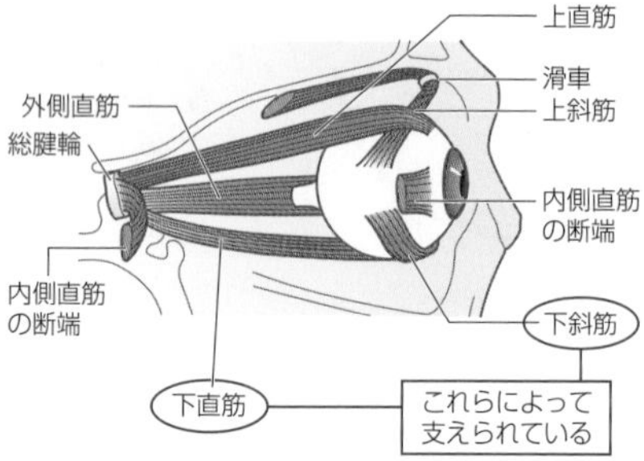

CHECK! 骨折の治療法の原則　よくでる

<table>
<tr><td>・下顎骨体部骨折
・上顎骨骨折</td><td rowspan="7">整復</td><td rowspan="7">＋</td><td rowspan="7">固定</td><td>金属プレート ＋ 線副子 顎間固定
骨縫合 ＋ 線副子 顎間固定</td><td rowspan="7">安静・栄養補給・感染予防</td></tr>
<tr><td>・無歯顎の骨折</td><td>金属プレート＋床副子＋囲繞結紮
骨縫合　（義歯など）</td></tr>
<tr><td>・関節突起骨折</td><td>金属プレート＋線副子＋開口訓練
（顎間固定2～3週間）</td></tr>
<tr><td>・小児の骨折</td><td>床副子＋囲繞結紮　顎外固定</td></tr>
<tr><td>・頬骨弓骨折</td><td>顎外固定</td></tr>
<tr><td>・頬骨骨折</td><td>金属プレート</td></tr>
<tr><td>・眼窩底骨折</td><td>シリコンプレート　チタンメッシュプレート</td></tr>
</table>

※小児の骨折…未萌出歯や顎骨の成長発育があるため，金属プレートによる長期の固定や骨縫合が適応しにくい．

Chapter 6
神経系疾患

Check Point

- 口腔・顎顔面領域の神経の走行，脳の末梢神経の支配領域や機能を説明できる．
- 顎口腔領域の神経疾患の特徴を説明できる．
- 顎口腔領域の神経疾患の治療方法を説明できる．

※『歯科国試パーフェクトマスター口腔解剖学』Chapter 3, 4も参照すること．

本章では，感覚神経：青，運動神経：赤，混合神経：紫で表示した

I．総論

A 口腔顎顔面領域の神経分布と機能

1）脳神経

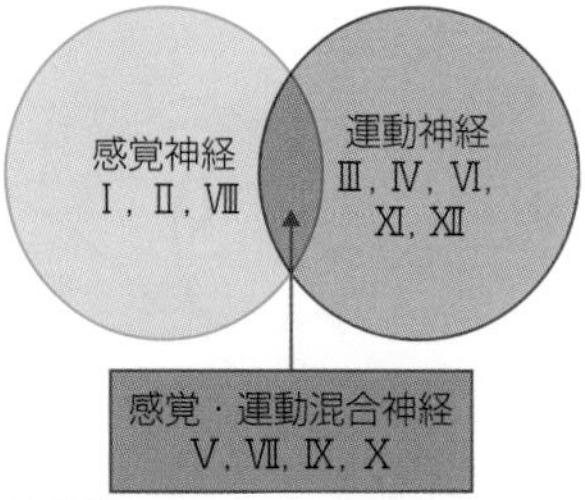

第Ⅰ脳神経：嗅神経 → 篩骨孔 を通過
第Ⅱ脳神経：視神経 → 視神経管 を通過
第Ⅲ脳神経：動眼神経 → 上眼窩裂 を通過
第Ⅳ脳神経：滑車神経 → 上眼窩裂 を通過
第Ⅴ脳神経：三叉神経
- 眼神経 → 上眼窩裂 を通過
- 上顎神経 → 正円孔 を通過
- 下顎神経 → 卵円孔 を通過

第Ⅵ脳神経：外転神経 → 上眼窩裂 を通過
第Ⅶ脳神経：顔面神経 → 内耳孔 を通過
第Ⅷ脳神経：内耳神経 → 内耳孔 を通過
第Ⅸ脳神経：舌咽神経 → 頸静脈孔 を通過
第Ⅹ脳神経：迷走神経 → 頸静脈孔 を通過
第Ⅺ脳神経：副神経 → 頸静脈孔 を通過
第Ⅻ脳神経：舌下神経 → 舌下神経管 を通過

2) 三叉神経（V）の顔面支配領域

・第1枝：眼神経，第2枝：上顎神経，第3枝：下顎神経

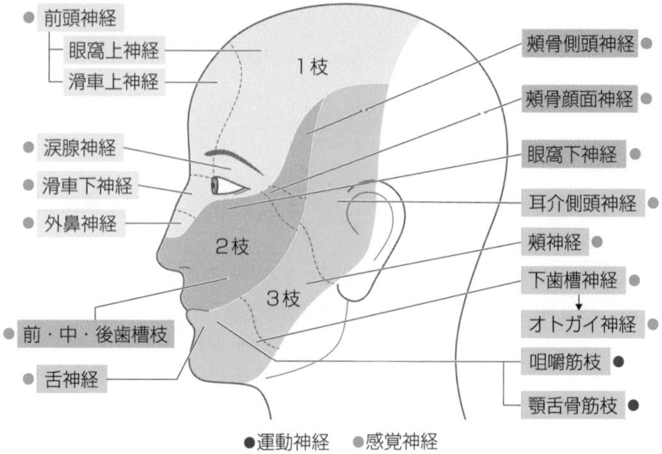

3) 顔面神経（Ⅶ）

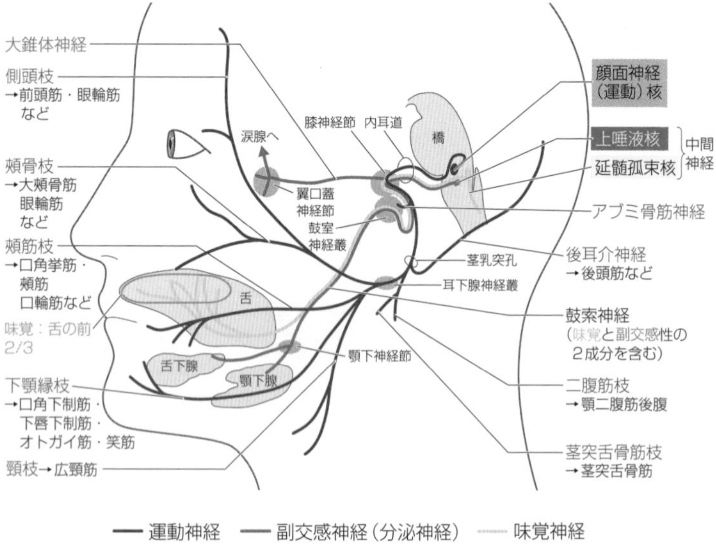

Ⅱ．神経痛

A 三叉神経痛（trigeminal neuralgia） よくでる

1）真性（特発性，本態性，典型的）三叉神経痛

（1）原因

原因不明．血管（上小脳動脈など）による三叉神経の圧迫．

（2）特徴・症状

・中年以降の女性に多い
・三叉神経領域の発作性電撃様激痛（数秒～数分）
・片側性で正中を越えない
・三叉神経第2枝と第3枝領域に出現することが多い
・日中に多い（夜間は発現しない）
・感覚異常や運動障害は伴わない
・発作時に顔面筋攣縮，けいれんを伴うことがある
・疼痛と疼痛の間は無症状（発作の間の痛みのない時期：間欠期がある）

CHECK!

Patrickの発痛帯（口角，口唇，歯肉，鼻唇溝，鼻翼，眉など）
➡咀嚼，洗顔，会話，歯磨き，寒冷などが誘因（トリガー因子）となる．
Valleixの3圧痛点
➡眼窩上孔（第1枝）
眼窩下孔（第2枝）
オトガイ孔（第3枝）を皮膚の上から圧迫すると痛みが誘発される．

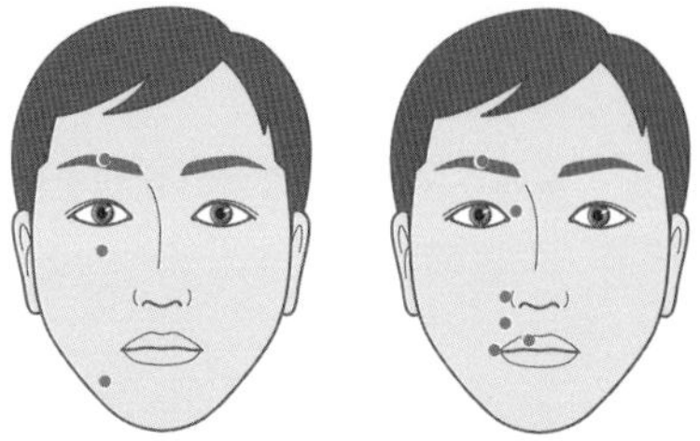

Valleixの3圧痛点　　Patrickの発痛帯

(3) 治療　薬物療法より始める➡コントロール困難➡神経ブロック・手術へ

①薬物療法

・抗てんかん薬：カルバマゼピン（テグレトール®）…第一選択

フェニトイン（アレビアチン®）

※消炎鎮痛薬や麻薬性鎮痛薬は無効

②神経ブロック療法

末梢神経ブロック（眼窩下孔，オトガイ孔，正円孔，卵円孔）

↓ 局所麻酔薬またはアルコールを注入し，神経線維の変性を起こすことで痛みを消失させる（脱失）

Gasser神経節ブロック（三叉神経半月神経節）

③ガンマナイフ治療（定位的放射線治療）

④開頭による神経血管減圧術

2) 仮性（症候性）三叉神経痛

(1) 原因：原因疾患あり

・歯性疾患（歯髄炎，根尖性・辺縁性歯周炎，埋伏歯，抜歯窩治癒不全）

・顎骨内腫瘍，顎骨内嚢胞

・炎症（上顎洞炎，唾液腺炎など）

・頭蓋内腫瘍（三叉神経鞘腫，髄膜腫など）

・多発性硬化症

(2) 症状

・若年者にもみられる．

・持続性の痛みを伴う．

・痛みの範囲が広く，正中を越えることもある．

・感覚低下や異常感覚を伴う．

・痛み以外に角膜反射の減弱など他覚的な神経症状を伴うことがある．

(3) 治療

・原因疾患の治療を行う．

・消炎鎮痛薬も有効

※抗てんかん薬は無効

B 帯状疱疹後神経痛，帯状疱疹後三叉神経ニューロパチー

・三叉神経では，眼神経領域（第1枝）で高率に出現．

・帯状疱疹が消退しても痛みが残存している．

・発症年齢が高いほど痛みが残りやすい．

・60歳代で40％→高齢者に多い．

・痒みや感覚障害を伴うことがある．

治療：薬物療法（三環系抗うつ薬，抗てんかん薬，オピオイド）
神経ブロック療法（**星状神経節ブロック**）

C 舌咽神経痛（glossopharyngeal neuralgia） よくでる

(1) 原因

原因不明．血管による舌咽神経の圧迫．

(2) 症状

・片側性にみられる発作性の電撃様激痛．

・睡眠中に発作が生じることもある（夜間痛）．

・発作は数週～数か月持続する．

・舌根部，扁桃，咽頭がトリガー領域
➡嚥下，会話，咳，あくび，くしゃみなどが誘因となる．

・神経障害は認めない．

(3) 治療

・真性三叉神経痛と同様．

・カルバマゼピンなどの使用が第一選択．

CHECK! 三叉神経痛との鑑別

・発作消失試験：局所麻酔（リドカイン）のスプレーの咽頭部への噴霧により症状↓
・発作誘発試験：刺激物を舌根部と咽頭部に塗布して発作を誘発する

D 非定形顔面痛

・器質的異常所見がなく，原因不明で分類困難な顔面痛.

・若年～中年女性，うつ病傾向や自律神経失調症の患者に多い.

・持続的な疼痛. トリガーポイントはない.

・痛みの範囲が広い.

治療：抗不安薬，抗うつ薬，星状神経節ブロック

E 舌痛症

・舌に明らかな病変がみられないが，ピリピリとした疼痛・灼熱感を慢性的に感じる疾患.

・中年女性に多い.

・食事中や就寝中には痛みはみられない.

治療：抗不安薬，抗うつ薬

Ⅲ. 神経麻痺

A 顔面神経麻痺（facial palsy） よくでる

1）末梢性顔面神経麻痺（顔面神経核を含めてより末梢）

(1) 原因

・ウイルス感染（EBウイルス，サイトメガロウイルス，HIVなど）

・結核性髄膜炎

・中耳炎

・耳下腺腫瘍

・外傷，手術

・下顎孔伝達麻酔時の合併症

・**特発性→Bell麻痺**（最も頻度が高い）：循環障害（浮腫），免疫異常，糖尿病，**ウイルス感染**など➡顔面神経管内での神経の腫脹

単純ヘルペスウイルス１型（HSV-1）の再活性化が関与

・**水痘・帯状疱疹ウイルス→**Ramsay Hunt症候群

CHECK! 障害部位と機能—症状により障害部位が推察できる

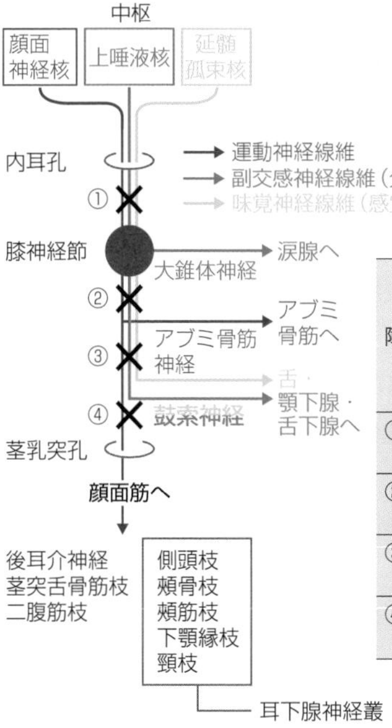

顎下腺・舌下腺：唾液
舌前方2/3：味覚

障害部位と機能	表情筋	唾液分泌障害，味覚障害	聴覚過敏	涙分泌障害
①膝神経節あるいは膝神経節より上位	＋	＋	＋	＋
②膝神経節とアブミ骨筋神経分岐部の間	＋	＋	＋	−
③アブミ骨筋神経分岐部より末梢	＋	＋	−	−
④鼓索神経分岐部より末梢	＋	−	−	−

(2) 末梢性顔面神経麻痺の特徴的顔貌

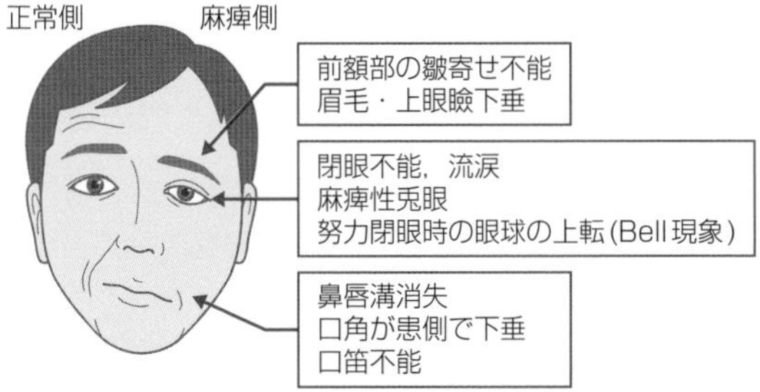

(3) 治療

①薬物療法

・副腎皮質ステロイド➡神経の浮腫を軽減

・ビタミンB群複合体，ビタミンB_{12}製剤➡神経の保護

・ATP製剤➡血流を増加する

・抗ウイルス薬➡ウイルス性が疑われた場合

②神経ブロック療法

・**星状神経節ブロック**

③理学療法

・赤外線照射療法，低周波電気刺激療法，鍼灸療法

④外科療法

・急性期➡顔面神経管での減圧を目的とした手術を行う

2) Ramsay Hunt症候群（Hunt症候群） よくでる

(1) 原因

・免疫低下などにより水痘・帯状疱疹ウイルス（varicella zoster virus；VZV）が再活性化して発症

・膝神経節を中心に神経炎が生じ，神経浮腫による．

(2) 症状

・顔面神経麻痺：顔面半側の表情筋運動障害，味覚障害，聴覚過敏，涙液の分泌低下

・外耳道や耳介周辺部皮膚の水疱形成

・第Ⅷ脳神経症状として，耳鳴り・難聴・めまいも合併

(3) 治療

①薬物療法

・抗ウイルス薬（アシクロビル）➡原因療法

・副腎皮質ステロイド➡神経の浮腫を軽減

・ビタミンB群複合体，ビタミンB_{12}製剤➡神経賦活

・ATP製剤➡血流を増加する

・非ステロイド性抗炎症薬（NSAIDs）➡神経痛様疼痛の除去

②神経ブロック療法

・星状神経節ブロック

3) Melkersson-Rosenthal症候群

再発性の顔面神経麻痺，口唇の腫脹（肉芽腫性口唇炎），溝状舌を主徴とする症候群（Chapter 3 p.45参照）.

4) Heerfordt症候群

顔面神経麻痺，両側耳下腺腫脹，眼のぶどう膜炎の3主徴に微熱を伴う症候群（Chapter 3 p.46参照）.

5) 中枢性顔面神経麻痺（顔面神経核より中枢側）

(1) 原因

脳出血，脳梗塞，脳炎などの頭蓋内病変.

(2) 症状

頭蓋内病変の存在する患側とは反対側に麻痺が出現する.

(3) 治療

原疾患に対する治療を行う.

CHECK!

中枢性顔面神経麻痺では，**前額部の皺寄せ可能.**

理由：前額部の表情筋だけは大脳から両側性支配を受けるため，一側の中枢に病変があっても麻痺が起こらないため.

B 三叉神経麻痺（paralysis of trigeminal nerve）

(1) 原因

外傷・手術による損傷，顎骨腫瘍・嚢胞による圧迫などの末梢性障害により起こる.

(2) 症状

①感覚麻痺：障害された神経の支配領域に応じて生じる.

・眼神経：前額部の皮膚

・上顎神経：頬部，上唇の皮膚，上顎の歯肉，口蓋粘膜

・下顎神経：オトガイ神経麻痺；下唇およびオトガイ部皮膚

Vincent症状（急性化膿性下顎骨骨髄炎第2期）

舌神経麻痺；**舌前方2/3の感覚麻痺および味覚消失**

②運動麻痺：咀嚼筋の機能不全による症状➡開口障害，咀嚼障害，患側**の咬筋の萎縮，開口時の下顎の患側偏位**

(3) 治療

①薬物療法：副腎皮質ステロイド➡神経の浮腫を軽減

ビタミンB群複合体，ビタミンB_{12}製剤➡神経賦活

ATP製剤➡血流を増加する

②神経ブロック療法：**星状神経節ブロック**➡交感神経遮断による末梢血管の拡張および組織循環の改善

③理学療法：赤外線照射療法，低周波電気刺激療法，鍼灸療法

④外科療法：脳腫瘍などの原疾患の治療，原因の除去．神経縫合術，神経移植術

C 舌下神経麻痺（paralysis of hypoglossal nerve）

神経痛，感覚麻痺は生じない，味覚障害もなし

1) 原因

脳血管障害，球麻痺，頭蓋底腫瘍，サルコイドーシス，多発性硬化症など．

2) 症状

同側のオトガイ舌筋の運動障害

・**舌を前方に突出させると舌尖が患側に偏位**

・**患側の舌筋の萎縮**

・言語障害，咀嚼障害，嚥下障害，流涎

D 舌咽神経麻痺

・舌後方1/3の感覚麻痺と味覚障害

・口蓋舌弓，口蓋垂，口蓋扁桃の感覚麻痺により嚥下反射不全➡嚥下障害

・軟口蓋の筋の運動麻痺➡患側の口蓋帆の下垂，構音障害（開鼻声）

・耳下腺からの唾液分泌障害

E 迷走神経麻痺

・構音障害，嚥下障害，**嗄声**

・軟口蓋の運動麻痺，感覚麻痺

コラム：カーテン徴候

「アー」と発音した際に，口蓋垂，軟口蓋，咽頭後壁が健側に引っ張られ偏位する．**舌咽神経・迷走神経麻痺**により生じる．

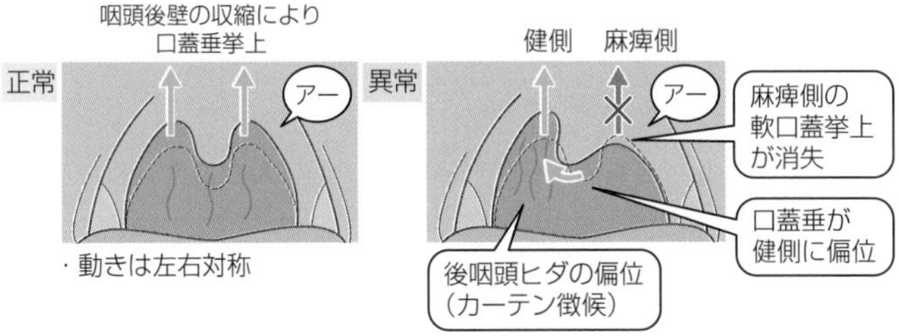

CHECK! 神経とその役割

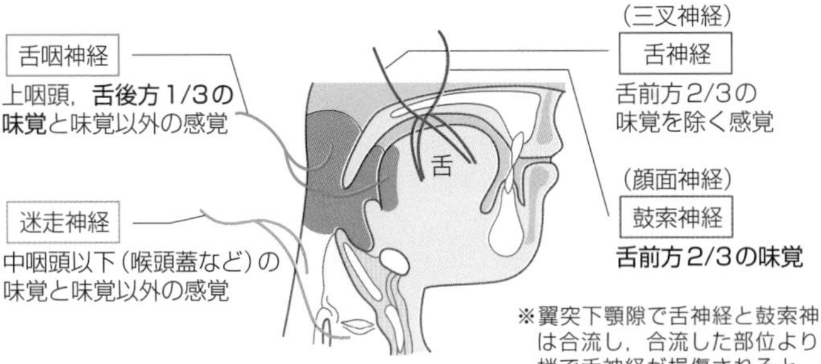

※翼突下顎隙で舌神経と鼓索神経は合流し，合流した部位より末梢で舌神経が損傷されると，舌前方 2/3 で味覚障害も起こる．

F 顔面けいれん

1) 原因

原因不明の特発性と，症候性がある．顔面神経に近接した血管にねじれや硬化が生じることにより神経が刺激される．

2) 症状

・初期：眼輪筋の攣縮➡他の顔面表情筋へと拡大

・攣縮は顔面の随意運動，精神的緊張，疲労などで誘発される．

・睡眠中も出現する．

3) 治療

・症候性➡原疾患の除去

・特発性➡ボツリヌス毒素療法，抗不安薬，抗てんかん薬，抗けいれん薬

コラム：星状神経節ブロック

顔面局所の血流を増加させ，神経修復を促進させる方法．

作用機序：星状神経節（交感神経節）をブロック（1%リドカインなど）➡交感神経の作用により組織の血流が改善される➡栄養や酸素が供給され，損傷した神経を修復する．

方法：第6，7頸椎の横突起部に注入

ブロック後にみられる症状：Horner徴候➡眼瞼下垂，縮瞳，眼球陥凹

合併症：嗄声，局所麻酔薬中毒，動静脈損傷➡出血➡気道閉塞

適応：帯状疱疹，帯状疱疹後神経痛，三叉神経麻痺，顔面神経麻痺，舌痛症，群発頭痛，筋緊張性頭痛，非定型顔面痛，反射性交感神経性萎縮症，カウザルギー，Sjögren症候群，Behçet病，関節リウマチ，甲状腺機能亢進・低下症など

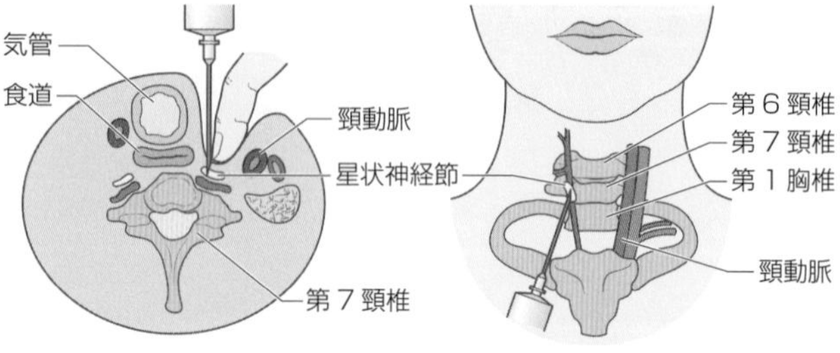

Chapter 7
嚢胞

Check Point

- 多様な嚢胞の分類とその治療法について理解する.

※診断に必要な病理組織学的検査については,『歯科国試パーフェクトマスター病理学・口腔病理学』Chapter19も参照すること.

I. 総論

A 嚢胞の定義

内部(嚢胞腔)に液体や半流動状などの内容物を含む壁に囲まれた腫瘤.

- 嚢胞 =壁が上皮で裏装されたもの
- 偽嚢胞=壁が上皮をもたないもの〔ラヌーラ(ガマ腫),粘液嚢胞,単純性骨嚢胞,脈瘤性骨嚢胞〕

B 嚢胞の分類

1) 顎骨に発生する嚢胞

- 画像診断(エックス線写真,CT)が重要.
- 無自覚に進行することが多い.二次的に感染すると腫脹・疼痛の自覚症状が現れる.

顎骨に発生する嚢胞		
炎症性嚢胞	歯原性	①歯根嚢胞 ②残留嚢胞 ③炎症性傍側性嚢胞（歯周嚢胞）
発育性嚢胞	歯原性	①含歯性嚢胞 ②歯原性角化嚢胞 ③側方性歯周嚢胞とブドウ状歯原性嚢胞 ④腺性歯原性嚢胞 ⑤石灰化歯原性嚢胞 ⑥正角化性歯原性嚢胞
	非歯原性	①鼻口蓋管嚢胞（切歯管嚢胞）
その他の嚢胞性病変		①術後性上顎嚢胞 ②単純性骨嚢胞 ③脈瘤性骨嚢胞 ④静止性骨空洞 （②〜④）偽嚢胞

嚢胞腔はなく，唾液腺やリンパ組織を含む顎骨の陥凹である．

2) 口腔軟組織および頸部に発生する嚢胞

・MRI，超音波検査が重要．

・腫脹によって自覚されることが多い．

口腔軟組織および頸部に発生する嚢胞		
発育性嚢胞	歯原性	①萌出嚢胞 ②歯肉嚢胞
その他の嚢胞性病変	非歯原性	①粘液嚢胞（粘液瘤，ラヌーラ）―偽嚢胞 ②鼻歯槽嚢胞 ③類皮嚢胞および類表皮嚢胞 ④鰓嚢胞（リンパ上皮性嚢胞，側頸嚢胞） ⑤甲状舌管嚢胞

嚢胞の内容物	病　名
角化物 （オカラ状，粥状，白色ペースト状）	・歯原性角化嚢胞 ・類皮嚢胞，類表皮嚢胞
粘稠性：透明 or 淡黄色	・ラヌーラ，粘液嚢胞，甲状舌管嚢胞
粘稠性：チョコレート色，暗褐色	・術後性上顎嚢胞
粥状：白色，淡黄色	・鰓嚢胞
石灰化物を含む	・石灰化歯原性嚢胞

CHECK!　エックス線所見による診断要点

所見	病　名
透過像のなかに不規則な小不透過像	・石灰化歯原性嚢胞
ハート型透過像	・鼻口蓋管嚢胞
ホタテ貝殻様透過像	・単純性骨嚢胞
石けん泡状 蜂巣状	・脈瘤性骨嚢胞 ・エナメル上皮腫 ・歯原性粘液腫 ・顎骨中心性血管腫
下顎角付近，下顎管下方の透過像	・静止性骨空洞

特徴	病　名
すりガラス状 綿花状	・線維性異形成症 ・骨形成線維腫 ・Paget 病
旭日状	・骨肉腫
たまねぎ状	・Garré の骨髄炎
テニスラケット状	・歯原性粘液腫
浮遊歯 船底状	・歯肉癌
虫食い状	・歯肉癌 ・顎骨骨髄炎
パンチ打ち抜き状	・多発性骨髄腫 ・骨好酸球肉芽腫

CHECK! 顎骨の状態　よくでる

羊皮紙様感（骨の菲薄化）：空のアルミ缶を押したときのペコペコという感触と似ている．顎骨内病変の頬舌的な増大により**骨皮質が菲薄**になったときに触知される．顎骨嚢胞やエナメル上皮腫に認める．

↓

波動の触知（骨皮質の欠損）：嚢胞を覆う**骨が完全に失われ**顎骨外に進展されるもの，もしくは軟組織嚢胞に認める．
波動を触れる⇒液体の中を振動が波のように伝わるのを触知すること

コラム：羊皮紙様感

この感触（パリパリ，ペコペコした感触）は，動物の皮を加工して筆写の材料とした羊皮紙を想定したもの．

D 検査と診断

・エックス線撮影，CT，MRI，超音波検査，試験穿刺を用いた診断法が有用．
・鑑別困難な場合，生検や生検を兼ねた開窓術が行われることもある．
・最終的な診断は，摘出標本の病理組織学的な診断による．

E 治療方針

・基本的に，嚢胞の治療は摘出術を行う．
※感染，再発が多い，摘出後に死腔が大きくなる，摘出ができない場合
➡開窓術（副腔形成術）

CHECK!　顎骨嚢胞の手術

嚢胞壁の一部を切除し，嚢胞内部の圧を減じることによって嚢胞の縮小を図る．Partsch Ⅰ法，Ⅱ法がある．

①開窓術（副腔形成術）（Partsch Ⅰ法）
②摘出閉鎖術（Partsch Ⅱ法）
③摘出開放術

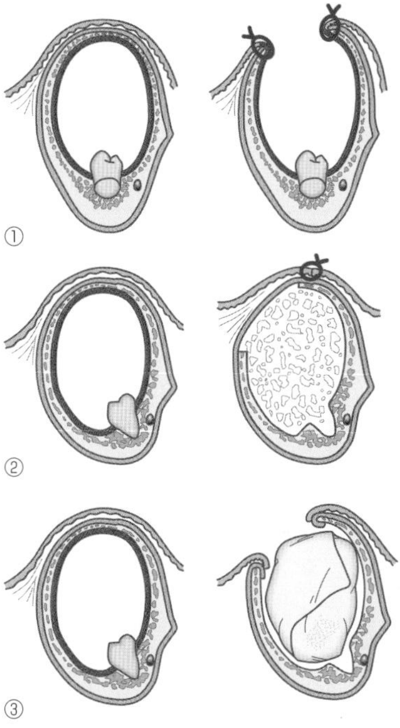

（最新口腔外科学　第5版．より）

Ⅱ. 各論

A 顎骨に発生する嚢胞

1) 炎症性・歯原性嚢胞

	画像検査	特徴	治療
(1) 歯根嚢胞 radicular cyst 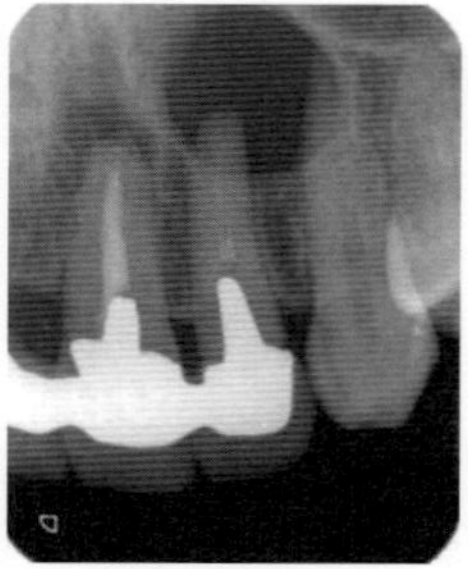 (第105回歯科医師国家試験)	エックス線： ・原因歯(失活歯)の根尖を含む境界明瞭な類円形の単胞性透過像. ・増大すると顎骨に膨隆が生じる.	・顎骨に発生する嚢胞のなかで最も多い. ・きわめて緩慢な経過をたどる. ・自覚症状がほぼない. ・増大すると顎骨に膨隆を生じる. ・失活歯に生じる. ・歯根嚢胞を有する歯の抜去後に顎骨内に嚢胞が残留したもの ➡残留嚢胞 residual cyst	・嚢胞が小さい場合は再根管治療で治癒することがある. ・大きい場合は，Partsch Ⅰ法，Ⅱ法により嚢胞摘出. ・原因歯が保存可能の場合には歯根尖(端)切除術が行われることがある. ・原因歯の保存が困難な場合は，抜歯.

	画像検査	特徴	治療
(2) 炎症性傍側性嚢胞 inflammatory collateral cyst (歯周嚢胞 paradental cyst)	エックス線： ・歯根側面に接した直径1cm以下の類円形の境界明瞭な単胞性透過像. ・増大すると歯槽突起部に骨膨隆が生じる.	・歯周ポケット形成に伴う炎症性変化により生じる. ・生活歯に発生することもある.	・嚢胞摘出を行う. ・智歯以外の歯は可能な限り保存する.

2) 発育性・歯原性嚢胞

	画像検査	特徴	治療
(1) 含歯性嚢胞 dentigerous cyst 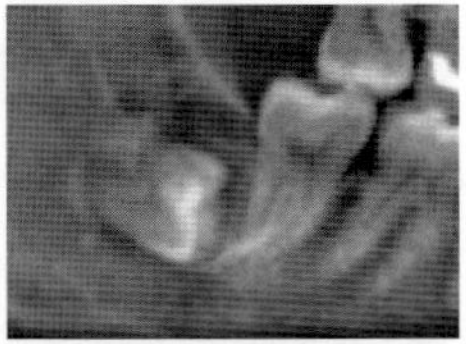 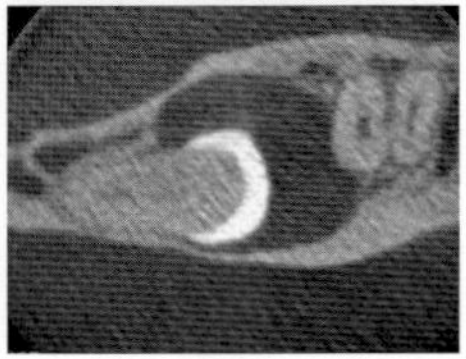	エックス線： ・未萌出歯または埋伏歯の歯冠部を取り囲む境界明瞭な単胞性の透過像. ・病巣が拡大するにつれ，隣在歯を移動させることがある.	・内腔に未萌出歯または埋伏歯の歯冠を含む. ・歯冠形成後の歯原性上皮に由来して生じる. ・好発部位：下顎角部～下顎枝部，上顎前歯部 ・好発年齢：10～30歳代	・基本は，抜歯とともに嚢胞摘出. ・嚢胞に含まれる埋伏歯を歯列に誘導できる症例，下歯槽神経・血管束に近接している症例などは開窓療法が選択されることがある.

	画像検査	特徴	治療
(2) 歯原性角化嚢胞 odontogenic keratocyst 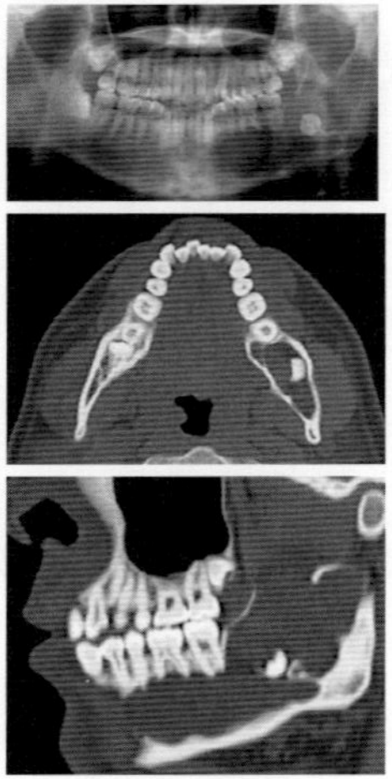 (第112回歯科医師国家試験)	エックス線： ・境界明瞭で多胞性または単胞性の透過像を示す. ・病巣と近接する頬舌側皮質骨は膨隆し菲薄化する. ・歯根の吸収はまれ.	・娘嚢胞，上皮島の存在，嚢胞壁上皮細胞の増殖能が高く，嚢胞壁が薄いため手術時に上皮組織の一部が残存することがある. ➡再発率が高い. ・腫脹，二次感染による疼痛，排膿，開口障害が認められる. ・無症状に経過することもある. ・顎骨内に同病変が多数発症した場合は，基底細胞母斑症候群を鑑別する必要がある. ・好発部位：下顎臼歯部～下顎枝．上顎では大臼歯部から上顎洞. ・好発年齢：10～30歳代	・基本は，嚢胞摘出. ・病巣が大きい場合は開窓・摘出術や顎骨部分切除を行うことがある.

	画像検査	特徴	治療
(3) 側方性歯周嚢胞 lateral periodontal cyst，ブドウ状歯原性嚢胞 botryoid odontogenic cyst	エックス線： ・隣接する歯根間に単胞性透過像（側方性歯周嚢胞），多胞性透過像（ブドウ状歯原性嚢胞）．	・無症状に経過し，頬側に骨様膨隆を呈することがある． ・ブドウ状歯原性嚢胞は再発することもある．	・隣在する歯は保存して嚢胞のみ摘出．
(4) 腺性歯原性嚢胞 glandular odontogenic cyst	エックス線： ・単胞性または多胞性の透過像を呈し，ときには皮質骨を破壊し，周囲軟組織に及ぶ．	・顎骨内に生じるまれな嚢胞． ・患部の腫脹と顎骨の変形を生じる． ・好発部位：下顎前歯部	・嚢胞摘出や摘出・掻爬術が第一選択． ・再発率が高いため，周囲骨組織の削除や必要に応じて顎骨切除を行う．
(5) 石灰化歯原性嚢胞 calcifying odontogenic cyst 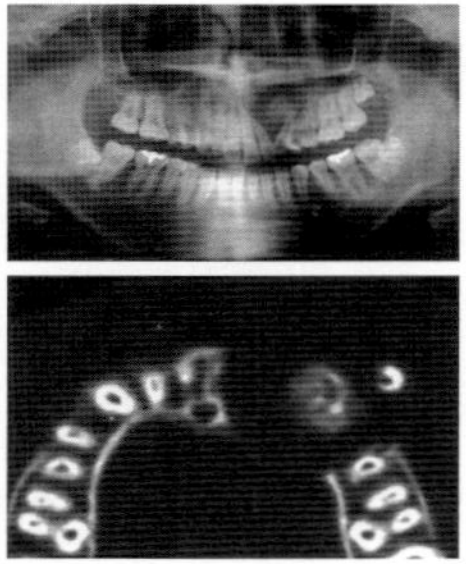 （第100回歯科医師国家試験）	エックス線： ・境界明瞭な単胞性の透過像を示す． ・病変内にエックス線不透過像の構造物を伴うことが多く，しばしば埋伏歯を伴うことがある． ・病巣に隣在する歯には歯根吸収や位置異常をきたす場合がある．	・歯牙腫などの歯原性腫瘍を合併することがある． ・急速な増大，再発することがある． ・無痛性で緩徐に発育し，増大とともに腫脹や歯の症状を呈する． ・好発部位：上顎前歯部〜小臼歯部 ・好発年齢：10歳代	・基本は，嚢胞摘出，周囲骨組織の削除． ・悪性転化の報告例もあることから，慎重な経過観察が必要である．

	画像検査	特徴	治療
(6) 正角化性歯原性嚢胞 orthokeratinized odontogenic cyst	エックス線： ・境界明瞭な単胞性の透過像． ・しばしば埋伏歯を伴うため，画像所見から含歯性嚢胞との区別は困難である．	・裏装上皮が過正角化を示す重層扁平上皮からなる． ・以前は歯原性角化嚢胞（角化嚢胞性歯原性腫瘍）の一亜型と考えられていたが，臨床病理学的に明らかに性質が異なるため，独立した疾患と扱われるようになった． ・再発はまれ． ・好発部位：下顎角部 ・好発年齢：20〜30歳代	・基本は，嚢胞摘出，掻爬し完治させる． ・下歯槽神経・血管束に近接している症例などは開窓療法が選択される．

3) 発育性・非歯原性嚢胞

	画像検査	特徴	治療
(1) 鼻口蓋管嚢胞 nasopalatine duct cyst 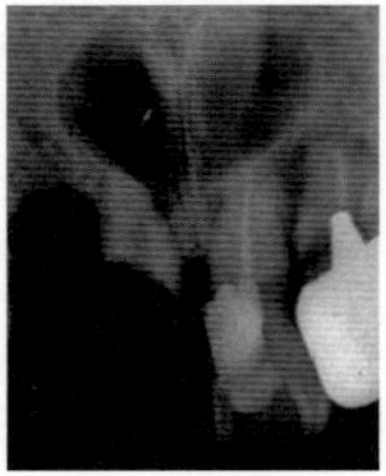 （第105回歯科医師国家試験）	エックス線： ・切歯管嚢胞➡切歯管相当部に円形またはハート型の境界明瞭な透過像を認める．	・切歯管に生じたもの➡切歯管嚢胞 ・口蓋の粘膜下に生じたもの➡口蓋乳頭嚢胞 ・口蓋正中前方部や前歯部の歯肉頬移行部に骨性の膨隆を呈する． ・無症状で経過することが多い． ・増大すると，唇側歯槽突起，鼻腔底にも膨隆を認め，波動を触れることもある． ・内容液は淡黄色でやや粘稠性．	・嚢胞摘出．

4) その他の嚢胞性病変

	画像検査	特徴	治療
(1) 術後性上顎嚢胞 postoperative maxillary cyst 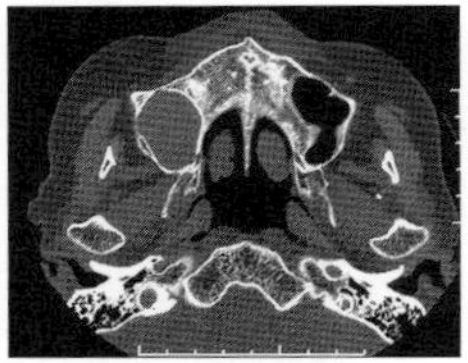 (第106回歯科医師国家試験)	・口内法エックス線撮影の他にCT，MRIが有用. ・CT：内部均一で境界明瞭な類円形の軟部濃度病変を認める. ・MRI：T1強調像で低信号，T2強調像で高信号.	・上顎洞根治術後，数年～数十年を経て上顎部に発生する. ・口腔内症状：歯肉頬移行部の腫脹，疼痛，咬合痛 ・鼻症状：鼻閉，鼻漏，嗅覚障害 ・嚢胞が増大すると，頬部腫脹や眼球突出，複視などを生じる. ・穿刺により，粘稠性の高いチョコレート色の内容液を吸引する. 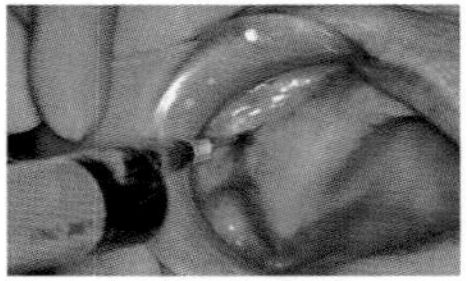 (第106回歯科医師国家試験)	・近年では，経鼻的アプローチによる内視鏡下鼻内手術による通鼻性改善が広く行われている. ・予後が不良な場合，病的な上顎洞粘膜と嚢胞の摘出を行い，下鼻道に対孔形成を行う.

偽嚢胞〔(2)～(4)〕	画像検査	特徴	治療
(2) 単純性骨嚢胞 simple bone cyst 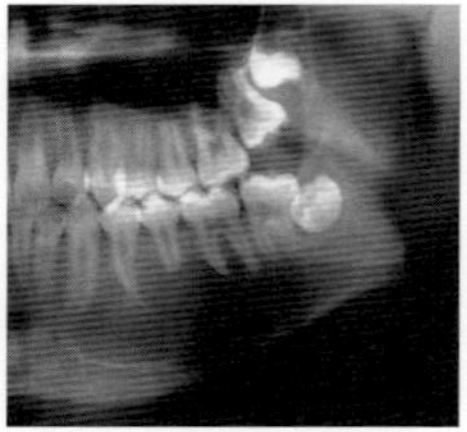 (第104回歯科医師国家試験)	エックス線： ・単発性で境界明瞭，ホタテ貝状の辺縁を有する透過像を認める． ・辺縁が歯槽中隔や根管中隔に入り込む．まれに多胞性，多発，埋伏歯を含むことがある．	・一般に無症状で経過する． ・歯の失活，転位，歯根吸収などは認めない． ・内部は空洞または血性の液体が貯留している． ・外傷との関連が考えられているが，原因不明． ・好発部位：長管骨（特に上腕骨や大腿骨） ・顎骨での発生は大多数が下顎骨で，上顎骨はまれ．	・掻爬術．
(3) 脈瘤性骨嚢胞 (動脈瘤様骨嚢胞) aneurysmal bone cyst	エックス線： ・単胞性ときには多胞性で，内部は蜂巣状や石けんの泡状の透過像を呈する．	・一般に無症状で経過する． ・増大すると骨の膨隆，菲薄化，疼痛，隣在歯の動揺を生じる． ・内部は血液が充満され，穿刺すると血液吸引できる． ・外傷の既往歴が多い． ・好発部位：長管骨．顎骨での発生はまれ．下顎臼歯部に多い．	・小さく無症状であれば経過観察． ・大きなものは，掻爬や切除を行う． ・再発を繰り返す場合は区域切除などが必要．

	画像検査	特徴	治療
(4) 静止性骨空洞 static bone cavity 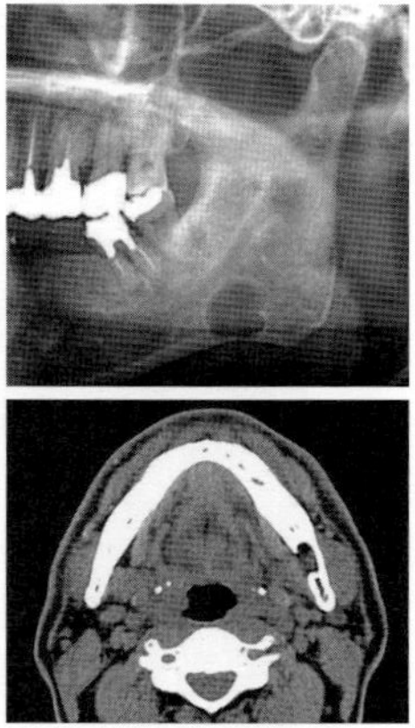 (第106回歯科医師国家試験)	エックス線： ・下顎管下方の円形〜楕円形の境界明瞭な透過像を認める. ・パノラマX線写真などの断層写真により嚢胞様病変として写る.	・一般に無症状で経過する. ・通常は片側性に発生する. ・好発部位：下顎角部 ・顎骨形態異常	・特に処置を必要としない.

B 口腔軟組織および頸部に発生する嚢胞

1）発育性・歯原性嚢胞

	画像検査	特徴	治療
（1）萌出嚢胞 eruption cyst 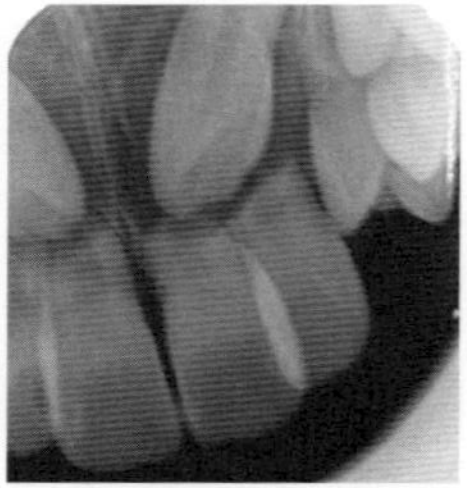	エックス線： ・含歯性嚢胞と同様.	・萌出中の歯冠周囲にできる嚢胞. ・骨外の軟組織中に存在する含歯性嚢胞である. ・歯冠萌出部位の歯槽粘膜に限局性の青紫色の膨隆を生じる.	・しばしば自壊し，自然消失する. ・隣在歯を障害している場合は，開窓し歯冠萌出を誘導する. 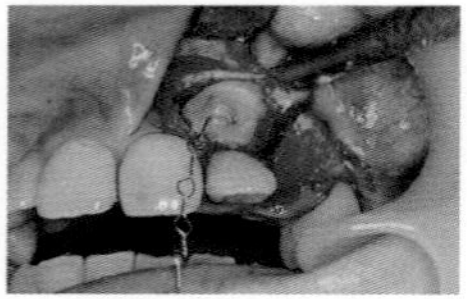 開窓牽引
（2）歯肉嚢胞 gingival cyst	・軟組織に発生するため，単純エックス線的所見はない. ・増大すると，骨の吸収が生じる.	・幼児：歯の萌出予定部の歯肉に白色，黄色の結節としてみられる．上皮真珠ともいう．ほとんどは出生時に発見される．多発性で，上顎に多い. ・成人：付着歯肉，歯間乳頭にみられる小嚢胞．境界明瞭で無痛性の腫脹．下顎犬歯～小臼歯に好発する．非常にまれ.	・幼児：特に処置を必要としない. ・成人：嚢胞を含めた歯肉切除を行う.

2) その他の嚢胞性病変（非歯原性嚢胞）

(1) 粘液嚢胞 mucous cyst（粘液瘤 mucocele，ラヌーラ ranula，ガマ腫）

	画像検査	特徴	治療
	・CT：低吸収像 ・MRI：T2強調像で高信号領域を呈する．	・小唾液腺あるいは大唾液腺の導管が傷害され，唾液の組織内流出障害により発生する唾液腺嚢胞．	
a) 粘液瘤 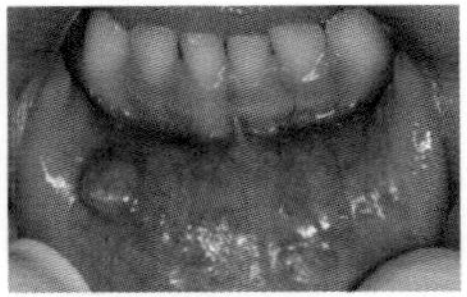 下唇粘液嚢胞 （第105回歯科医師国家試験）		・小唾液腺（頬腺・口唇腺）由来． ・外傷などで損傷した導管から溢出した唾液に対して肉芽組織が増生し，嚢胞様腔を形成したもの． ・前舌腺から発生した場合➡Blandin-Nuhn嚢胞 ・半球状で弾性軟の無痛性腫瘤．容易に機械的刺激で破損し，粘稠な内容液を放出する． ・好発部位：下唇 ・好発年齢：若年者	・周辺部の腺組織を含め，嚢胞摘出（口唇腺も摘出）． ・近年では，レーザーを用いる方法，凍結療法も行われる． 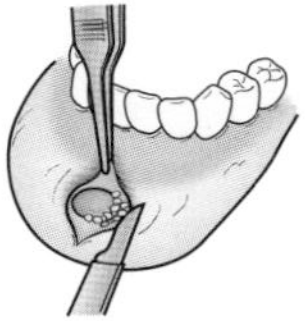
b) 粘液貯留嚢胞 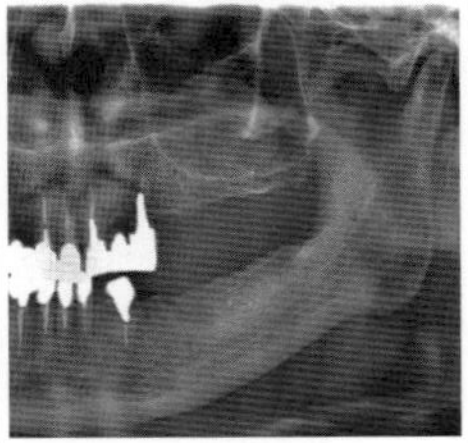 上顎洞粘液貯留嚢胞	エックス線： ・上顎洞内にドーム状，類球形の不透過像を呈する．	・上顎洞粘膜にある粘膜腺の粘液が貯留したもの．ドーム状に形成する．	・経過観察．

	画像検査	特徴	治療
c) ラヌーラ（ガマ腫） 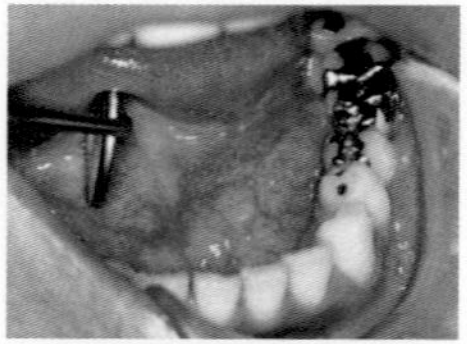 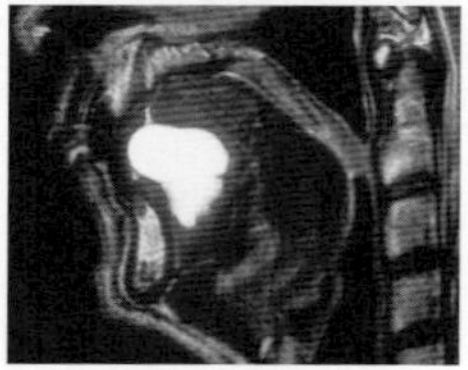 ラヌーラ （第107回歯科医師国家試験）	・MRI：T2強調像で境界明瞭な高信号を呈する.	・舌下腺に関連し，口底に出現する. ・舌下腺管の損傷により唾液が周囲組織に溢出して生じる．無痛性で弾性軟，波動を触知するドーム状腫脹. ・巨大になると舌を挙上し，構音障害や嚥下障害，呼吸障害の原因にもなる. ・舌下型：最も多い．顎舌骨筋上にあり，口底部の片側に生じる. ・顎下型：顎舌骨筋を穿通または後方を通って顎下部に進展したもの．口底部に症状はみられず，患側顎下部に生じる. ・舌下・顎下型：口底部＋患側の顎下部.	・開窓術（副腔形成術）. ・OK-432や高張ブドウ糖液による硬化療法もある. ・開窓術で再発を繰り返す場合は嚢胞とともに舌下腺摘出. 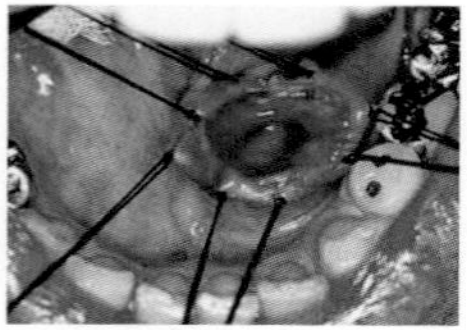 手術中 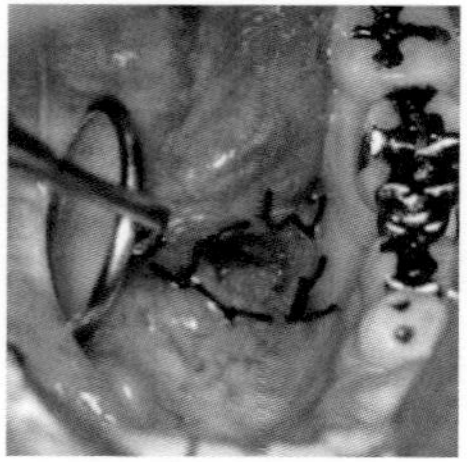 開窓術（副腔形成術） （第107回歯科医師国家試験）

	画像検査	特徴	治療
(2) 鼻歯槽嚢胞 nasoalveolar cyst 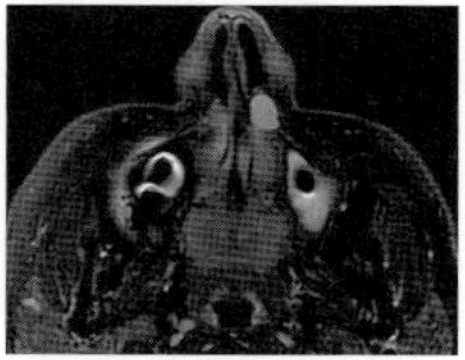 （第106回歯科医師国家試験）	・MRI ：鼻翼基部にT1強調像で均一な低信号領域，T2強調像で著明な高信号を認める． ・軟組織に発生するため，単純エックス線的所見はない．	・鼻翼部と口腔粘膜の間の軟組織に発生する． ・鼻翼基部周囲の歯肉に波動を触れ，鼻孔から鼻腔底に球状の膨隆が観察できる． ・上顎骨の外側表面の吸収を伴うことがある． ・通常は片側に発生するが，まれに両側性に発生する． ・内容液は淡黄色で漿液性．	・嚢胞摘出

CHECK! 周囲組織を含めて摘出する嚢胞

	摘出する周囲組織
粘液嚢胞	小唾液腺
甲状舌管嚢胞	**舌骨**，瘻管

	画像検査	特徴	治療
(3) 類皮嚢胞 dermoid cyst **および類表皮嚢胞** epidermoid cyst 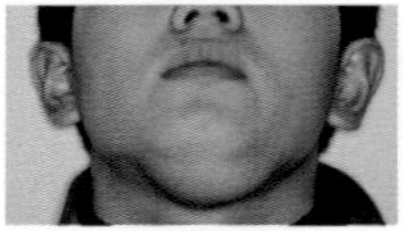 (第108回歯科医師国家試験) 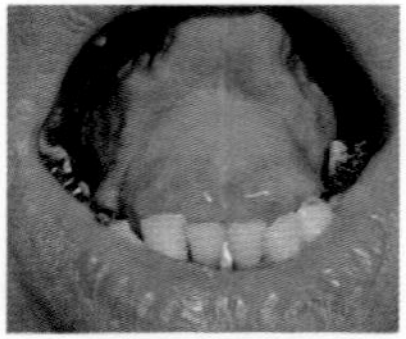 (第104回歯科医師国家試験) 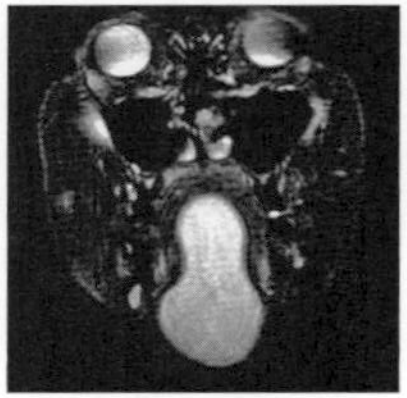 (第104回歯科医師国家試験)	・MRI：T2強調像で口底部～顎下部にかけて境界明瞭，内部均一な高信号領域を呈する． ・CT：境界明瞭な類円形の低吸収像を認める． ・超音波：境界明瞭で内部やや不均一な低エコーを示す．後方エコー増強がみられる．	・外胚葉の先天性の迷入，皮膚や粘膜の後天性の封入により生じる嚢胞． ・好発部位：口底部 ・好発年齢：20～30歳代 ・無痛性で球状の境界明瞭な弾性軟の腫瘤として触知する．波動は触れない． ・内容物は，チーズ状，オカラ状，粥状を呈する． ・角化重層扁平上皮に覆われた嚢胞壁に皮脂腺・汗腺・毛包など皮膚付属器官をもつもの➡類皮嚢胞 ・角化上皮のみで皮膚付属器官をもたないもの➡類表皮嚢胞 ・舌下型：顎舌骨筋より上方の口腔側に生じる．軟性の無痛性腫脹．舌が後方に挙上され二重舌，構音障害，咀嚼障害をきたすことがある． ・オトガイ下型：顎舌骨筋とオトガイ舌骨筋の下方で皮膚との間に生じる．オトガイ部が腫脹し，二重あごとなる． ・舌下・オトガイ下型：顎舌骨筋の上下に発生．	・嚢胞摘出． 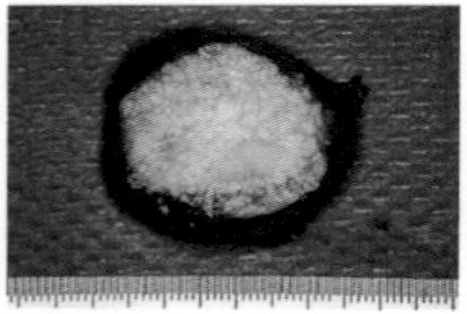 摘出物 (第98回歯科医師国家試験) ・舌下型：口腔内からアプローチする． ・オトガイ下型：オトガイ下部からアプローチする． ・舌下・オトガイ下型：口腔内と皮膚側の両方からアプローチする．

	画像検査	特徴	治療
(4) 鰓嚢胞 (リンパ上皮性嚢胞, 側頸嚢胞) branchial cyst 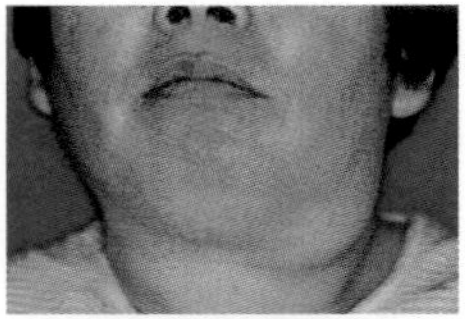 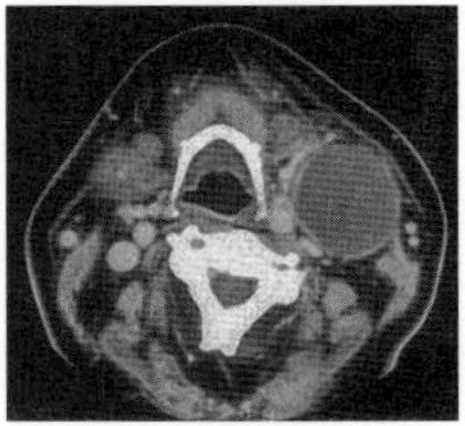 (第100回歯科医師国家試験)	・MRI：T2強調像で側頸部に類円形，境界明瞭な高信号領域を呈する． ・超音波：境界明瞭で内部やや不均一な低エコーを示す．後方エコー増強がみられる．	・原因不明． ・耳下腺由来の上皮細胞が胎生期に頸部リンパ節に迷入し，嚢胞化したものと考えられている． ・弾性軟，可動性，無痛性の腫瘤で緩徐に発育する．波動を触れることも多い． ・増大に伴い，嚥下障害，発声障害，呼吸困難感，喘鳴を訴える． ・内容液は，粘稠性で白濁している． ・好発部位：側頸部．下顎角部から中頸部までの胸鎖乳突筋前縁部． ・好発年齢：20～40歳代	・全摘出． ・嚢胞摘出では周囲を走行する内頸静脈，内・外頸動脈，迷走神経に注意する．

	画像検査	特徴	治療
(5) 甲状舌管嚢胞 thyroglossal duct cyst 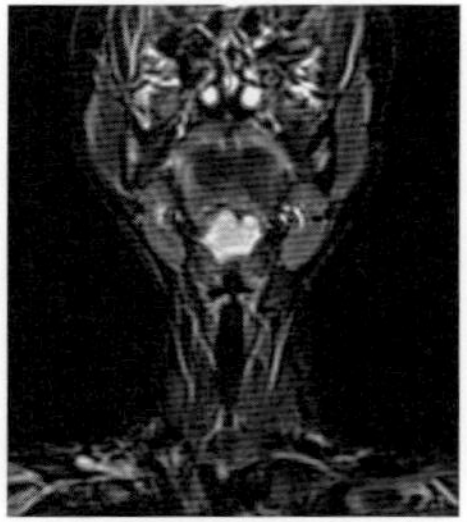	・MRI：T2強調像で正中頸部に境界明瞭な高信号領域を呈する． ・超音波：境界明瞭で内部低エコーを示す．後方エコー増強がみられる． ※異所性甲状腺との鑑別が必要➡甲状腺シンチグラフィを行うこともある．	・最も頻度の高い先天性頸部嚢胞性病変． ・胎生期の甲状舌管の遺残に由来する． ・多くは舌骨付近の正中頸部にみられる．➡鰓嚢胞との鑑別に注意 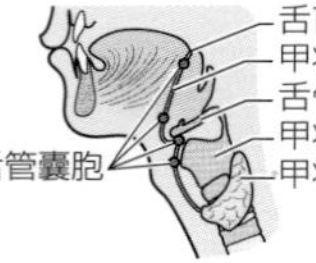 ・半球状の波動を触知する腫瘤で，表面は滑沢である． ・周囲組織との境界は明瞭で癒着はない． ・感染によって腫大・消退を反復し，癒着することがあり，頸部皮膚表面と交通し瘻孔を生じることがある． ・嚢胞の大きさは2〜3cm程度．内容液は，淡黄色で粘液性． ・舌根部に発生した場合，まれに，呼吸障害，嚥下障害，睡眠時無呼吸症候群などを引き起こす．	・嚢胞摘出． ・不完全な摘出であると，再発または瘻を形成しやすいため，舌骨や周囲関連組織を含めて切除を行う． ・OK-432注入療法，エタノールによる硬化療法もある．

付　過去の歯科医師国家試験に出題された問題番号

A 顎骨に発生する嚢胞

1) 炎症性・歯原性嚢胞

(1) 歯根嚢胞	99D-5, 99D-36, 101C-53, 102D-27, 103C-98, 103D-12, 103D-17, 104D-9, 105D-51, 106A-47, 106C-43, 107B-2, 107C-62, 108A-86, 108C-52, 110C-68, 113B-58
(2) 炎症性傍側性嚢胞	104A-8

2) 発育性・歯原性嚢胞

(1) 含歯性嚢胞	86C-91, 88D-58, 90C-85, 94E-29, 98D-39, 99D-39, 100A-82, 103C-98, 103D-15, 104C-15, 105C-48, 106C-43, 106D-22, 109A-4, 113A-43
(2) 歯原性角化嚢胞	94A-46, 94E-36, 98D-40, 101C-33, 103B-50, 51, 104A-98, 104B-14, 105B-13, 106A-88, 107B-40, 110A-20, 110B-6, 112D-75, 114A-72
(5) 石灰化歯原性嚢胞	87D-60, 97A-70, 98D-27, 100D-41, 101D-50, 108B-35

3) 発育性・非歯原性嚢胞

(1) 鼻口蓋管嚢胞	100D-35, 103C-98, 103D-17, 105B-27, 107C-62, 109D-18

4) その他の嚢胞性病変

(1) 術後性上顎嚢胞	86D-32, 100D-36, 102A-120, 103D-35, 106C-88
(2) 単純性骨嚢胞	98D-7, 99D-17, 104D-12, 105A-59, 107B-40, 109B-3, 109D-18, 110A-12
(4) 静止性骨空洞	99D-43, 100D-37, 106B-9

2) その他の嚢胞性病変（非歯原性嚢胞）

(1) 粘液嚢胞	
a) 粘液瘤	97D-53, 99A-32, 101A-113, 101D-16, 103A-6, 105C-64, 106B-9, 107D-20, 112C-65
b) 粘液貯留嚢胞	101D-26
c) ラヌーラ	97A-78, 98D-23, 99D-26, 100B-82, 101D-36, 102B-44, 105B-33, 106C-11, 107B-25, 107D-20, 109B-30, 110C-66, 112A-6, 114C-70
(2) 鼻歯槽嚢胞	103D-41, 104C-27, 106D-38, 108B-16
(3)	
・類皮嚢胞	97A-78, 98D-42, 104B-25, 108B-5, 108D-36
・類表皮嚢胞	99D-46, 110B-50
(4) 鰓嚢胞	89D-38, 97A-58, 100D-39, 102C-7, 104A-60, 106C-127, 107C-53, 112B-50, 113A-53
(5) 甲状舌管嚢胞	106C-49, 107C-53

文献

1) 白砂兼光ほか編著．口腔外科学，第4版．医歯薬出版，2020.
2) 山根源之ほか編集主幹．口腔内科学，第2版．永末書店，2020.
3) 栗田賢一ほか編集主幹．SIMPLE TEXT　口腔外科の疾患と治療，第5版．永末書店，2019.
4) 内山健志ほか監修．カラーアトラス サクシンクト口腔外科学，第4版．学建書院，2019.
5) 榎本昭二ほか監修．最新口腔外科学，第5版．医歯薬出版，2017.
6) 工藤逸郎監修．口腔外科学，第5版．学建書院，2016.
7) 野間弘康ほか監修．標準口腔外科学，第4版．医学書院，2015.
8) 日本口腔外科学会編．イラストでみる口腔外科手術，第1巻-第4巻．クインテッセンス出版，2010-2015.

索引

あ

い

う

え

お

か

き

く

け

こ

れ

わ

欧文・数字

【著者略歴】

篠《しの》塚《づか》啓《けい》二《じ》

2004年　日本大学歯学部卒業
2010年　千葉大学大学院医学薬学府修了，博士（医学）
　　　　筑波大学医学医療系顎口腔外科学助教
2013年　テキサス州立大学 MD Anderson Cancer Center, Visiting Assistant Professor
2015年　帝京大学医学部形成・口腔顎顔面外科学講座助手
2016年　日本大学歯学部助教
2022年　日本大学歯学部専任講師，現在に至る

外《との》木《ぎ》守《もり》雄《お》

1983年　東京歯科大学卒業
1987年　同大大学院歯学研究科口腔外科学専攻修了，歯学博士
2002年　米国 Stanford 大学医学部機能再建外科学教室睡眠外科センター客員研究員
2012年　日本大学歯学部口腔外科学第Ⅰ講座教授
2016年　日本大学歯学部口腔外科学講座主任教授，現在に至る

歯科国試パーフェクトマスター
口腔外科学Ⅰ 第2版　　ISBN978-4-263-45878-5

2020年12月25日　第1版第1刷発行
2022年 7 月25日　第2版第1刷発行

著　者　篠　塚　啓　二
　　　　外　木　守　雄
発行者　白　石　泰　夫

発行所　**医歯薬出版株式会社**

〒113-8612　東京都文京区本駒込1-7-10
TEL. (03)5395-7638(編集)・7630(販売)
FAX. (03)5395-7639(編集)・7633(販売)
https://www.ishiyaku.co.jp/
郵便振替番号 00190-5-13816

乱丁，落丁の際はお取り替えいたします　　印刷・真興社／製本・皆川製本所